第2版

褥瘡・創傷の

ドレッシング材 外用薬の 選び方と使い方

編著 溝上祐子

照林社

序

　2025年に向けて超高齢少子化社会は進み、地域包括ケアシステムへと医療変革が叫ばれていますが、まだまだ医療の中心は病院にあります。一方、その先を見ますと高齢者人口は2040年前後をピークに減少すると推定されていますが、減少幅は大きくないため高齢化はさらに伸展するとされています。問題となるのは生産年齢人口の減少により、世代間の不均衡はさらに伸展することです。2040年推計では、現役世代人口：高齢者人口＝1.5人：1.0人とされています。もはや医療ニーズが高い高齢者を医療現場だけで受け入れることは不可能に近く、医療者の数も確保困難となってきます。こうした将来を見据えて、私たちはさまざまな問題に直面することになるでしょう。第一に、生活習慣病である糖尿病・がん・心疾患・脳卒中などの慢性疾患や認知症を抱える高齢者が増加し、医療や介護の需要が増大することです。第二に、複数の疾病を抱える患者の療養問題が長期化するとともに複雑さを増すことです。こうした背景から、褥瘡だけではなく糖尿病性足病変などのさまざまな慢性創傷を抱えた対象者が増大し、その存在が医療施設だけではなくあらゆる看護を必要とされる地域に広がっていきます。

　今後の慢性創傷の予防や治療は、あらゆる現場で医師や看護師、介護士など他職種も含めたチームで協働していく必要があります。これまでの看護では重症化予防など予防に軸足を置いてきましたが、今後は予防に加えて診療の補助の範囲内で治療にも貢献できる看護を展開させていかなければなりません。創傷をもつ人々の苦痛に早急に対応するためには、限られた人材や財源のなかでコストパフォーマンスと人件費削減に優れた治療の選択が重要となります。その実現のためには、新たに進化するドレッシング材の特徴や機能、外用薬の効用、陰圧閉鎖療法など最新の知識や技術が必要となります。

　本書では、創傷の状態に合わせたドレッシング材等の選択に加え、細やかなテクニックについても解説を加えています。これから創傷管理に取り組む多くの方に活用いただければ幸いです。

2021年9月20日

溝上祐子

CONTENTS

Part1

ドレッシング材・外用薬・その他の選択と使い方

Part2

［症例で理解］ドレッシング材・外用薬
選択・使用・評価のポイント

装丁：ビーワークス
本文イラストレーション：SUNNY.FORMMART、今崎和広
本文DTP：明昌堂

執筆者一覧

▶編著

溝上祐子　　公益社団法人日本看護協会看護研修学校 認定看護師教育課程長

▶執筆（掲載順）

仲上豪二朗　東京大学大学院医学系研究科 健康科学・看護学専攻老年看護学/創傷看護学分野 准教授

真田弘美　　東京大学大学院医学系研究科 健康科学・看護学専攻老年看護学/創傷看護学分野 教授
　　　　　　グローバルナーシングリサーチセンター センター長

樋口ミキ　　公益社団法人日本看護協会看護研修学校 認定看護師教育課程 皮膚・排泄ケア学科 主任教員
　　　　　　皮膚・排泄ケア特定認定看護師

貴田寛子　　順天堂大学医学部附属練馬病院 看護部 師長、皮膚・排泄ケア特定認定看護師

渡辺光子　　日本医科大学千葉北総病院 看護部 看護師長、皮膚・排泄ケア特定認定看護師

髙橋愼一　　東京歯科大学市川総合病院 皮膚科 教授

中西由香　　公益社団法人日本看護協会看護研修学校 認定看護師教育課程 皮膚・排泄ケア学科 専任教員
　　　　　　皮膚・排泄ケア特定認定看護師

丹波光子　　杏林大学医学部付属病院 看護部 看護師長、皮膚・排泄ケア特定認定看護師

鈴木由加　　千葉県循環器病センター 看護局 看護師長、皮膚・排泄ケア特定認定看護師

榊原俊介　　神戸大学大学院医学研究科 形成外科学 特命講師

寺師浩人　　神戸大学大学院医学研究科 形成外科学 教授

杉本はるみ　愛媛大学医学部附属病院 看護部、総合診療サポートセンター、皮膚・排泄ケア特定認定看護師

海田真治子　久留米大学病院 看護部、皮膚・排泄ケア特定認定看護師

黒木ひろみ　聖路加国際病院 看護部 ナースマネージャー、皮膚・排泄ケア特定認定看護師

清藤友里絵　東邦大学医療センター佐倉病院 看護部、皮膚・排泄ケア特定認定看護師

間宮直子　　社会福祉法人恩賜財団大阪府済生会吹田病院 看護部、皮膚・排泄ケア特定認定看護師

松岡美木　　埼玉医科大学病院 褥瘡対策管理室、皮膚・排泄ケア特定認定看護師

津畑亜紀子　横浜未来ヘルスケアシステム 奥沢病院 看護部長、皮膚・排泄ケア認定看護師

野村好美　　日本医科大学武蔵小杉病院 看護部、皮膚・排泄ケア特定認定看護師

石井光子　　国立国際医療研究センター病院 看護部、皮膚・排泄ケア認定看護師

ドレッシング材・外用薬・その他の選択と使い方

総論

創傷ケアの 新しい考え方と方法

仲上豪二朗、真田弘美

Wound hygiene（創傷衛生）を含めた新しい考え方

創傷治癒を促進させるケアを検討するうえで最も重要なことは、創傷が発生した原因を精査し、それを取り除くことです。例えば褥瘡であれば、圧迫の原因を考え適切な体圧分散用具を使用する、静脈性下腿潰瘍であれば、どこの静脈が障害されているのかを把握し、適切なバンデージを施す、などです。また、創傷の

治癒だけがゴールではないということも念頭に置く必要があります。難治性創傷を有する患者の多くは全身状態が不良であったり、基礎疾患の治療を優先する場合があります。感染、疼痛をコントロールすることが創傷治療の目標になることも、臨床ではよく経験されます。したがって、創傷の原因と個々の患者のゴール

へのアプローチをふまえたうえで、創部の局所ケアを検討することが重要となります。

本稿では、創傷ケアについての総論と、Wound hygiene（創傷衛生）を含めた新しい考え方とその方法について説明します。

創傷治癒過程

創傷治療の基本を理解するために、まずは一般的な創傷治癒過程を説明します（**図1**）。

出血・凝固期

創傷は発症すると、まず「出血・凝固期」という急性反応を呈します。これは、

組織損傷によって生じた出血を止めることによって、創傷治癒の次のステージへ進むための素地を作る非常に重要な段階です。出血は血小板によって止血され、さらに血小板からは次に続く「炎症期」で重要な好中球やマクロファージといった白血球の遊走を引き起こす炎症性サイトカインや増殖因子が放出されます。

炎症期

「炎症期」で主体をなす白血球（好中球・マクロファージ）は、壊死組織や細菌を貪食することによって創面を清浄化し、その次の段階である「増殖期」のための準備を行います。特に、慢性創傷と呼ばれる治癒が進行しない状態の褥瘡で

図1 創傷治癒過程

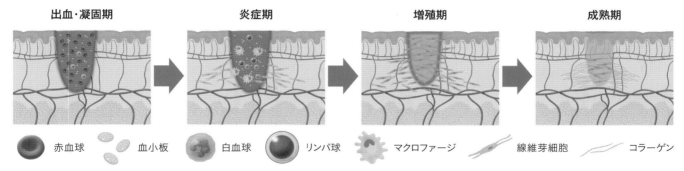

| 出血・凝固期 | 炎症期 | 増殖期 | 成熟期 |

赤血球　血小板　白血球　リンパ球　マクロファージ　線維芽細胞　コラーゲン

仲上豪二朗：褥瘡. 真田弘美, 正木治恵 編：看護学テキストNiCE 老年看護学技術 改訂第3版 最後までその人らしく生きることを支援する. 南江堂, 2020. より引用.

は、炎症期が遷延することが問題とされています。

増殖期

炎症が治まると、線維芽細胞や血管内皮細胞が主体となり、コラーゲンなどの細胞外マトリックスが合成されます。また、新生血管を生じることで、肉芽組織と呼ばれる線維成分に富んだ組織で欠損部が充填されます。肉芽組織が充填された創は、筋線維芽細胞と呼ばれる平滑筋細胞と線維芽細胞の両方の性質をもった細胞によって収縮することで、創面積が縮小し、最終的に周囲の健常皮膚から表皮角化細胞の遊走により上皮化し、治癒に至ります。

成熟期

閉鎖した創傷は当初は非常に幼若ですが、数か月から数年かけて細胞外マトリックスがリモデリングを起こし、「瘢痕」と呼ばれる、外力に対して耐性をもった組織に徐々に変換され、創傷治癒が終了します。

湿潤環境の維持

創傷被覆材などにより湿潤環境を提供する「moist wound healing（湿潤環境下での創傷治癒）」を実現することが創傷治療の基本です。多くの研究結果から、創面を乾燥させると逆に創傷治癒を遅延させることが明らかになってきています。創傷治癒過程を正常に進めるには、その主体となる細胞がスムーズに活動できる場を提供しなければなりません。湿潤環境におくと、①痂皮形成の抑制（痂皮は上皮化する表皮細胞の遊走の妨げになる）、②自己融解デブリードマンの促進（壊死組織の自己融解が進む）、③細胞活動の支持（乾燥による創部の細胞の脱水を防ぐ）、④滲出液の保持（創傷治癒に有益なサイトカインなどの働きを助ける）、⑤物理的損傷からの保護（乾いたガーゼ等は創に固着し交換時に組織を損傷する）、などの利点より、創傷治癒が促進します。

創面環境調整（wound bed preparation：WBP）

　ここまで、正常な治癒過程をたどる褥瘡の基本的な治療概念について述べてきました。次に、順調な治癒経過をたどらない場合の考え方、つまり炎症・感染、多量の滲出液、ポケットなど、治癒を著しく阻害する要因がある際の治療戦略について述べます。

　創傷が難治化している場合は、停滞している創傷治癒過程が進むよう、創を適切な状態に整える必要があります。このためになされる治療・ケアの方策をまとめた概念が「wound bed preparation（WBP）」です。WBPを実践に移すために、何が創傷治癒を阻害しているのか、それをどのように取り除くのか、どのようなアウトカムで評価するのかをまとめたものが「TIMEコンセプト」です。「T：Tissue（組織）」「I：Infection or Inflammation（感染または炎症）」「M：Moisture（湿潤）」「E：Edge（創縁）」の頭文字をとっています。近年、組織の修復が創傷治癒には重要であること、さらに、局所だけでなく創を取り巻くあらゆる要因にも目を向ける必要性から、「R：Repair（修復）」と「S：Social- and patient-related factors（社会・患者関連要因）」が追加され、「TIMERSコンセプト」に進化しました（**表1**）[1]。「R：Repair（修復）」が追加されることにより、創閉鎖を促すための細胞遊走を助けるECMの提供や、成長因子、酸素療法、幹細胞治療などのアドバンストな創傷治療オプションについて言及することが可能となりました。また、社会的・患者的要因はフレームワーク全体を包むように配置され、患者の治療へのエンゲージメントを高めることで、創傷治癒の可能性

を引き出すことを企図しています。創傷治癒・治療のフレームワークに患者の参加を明示することの重要性がみてとれます。病態生理を理解したうえでそれぞれ

の阻害要因に対する処置を実施し、臨床的な効果が得られるか評価することが重要であり、この概念に則ることで適切な創底を得ることができます。

表1　TIMERSコンセプト

根本的な原因とリスク要因の治療				
T：組織	I：感染／炎症	M：湿潤	E：創縁	R：修復
観察：壊死した組織	観察：炎症・感染、バイオバーデン	観察：不適切な水分バランス	観察：創縁の巻き込み／エピボール／胼胝　創縁の進展が悪い	観察：保存療法に失敗し、遅い／停止した創閉鎖
デブリードマンの選択肢： ・自己融解 ・シャープ ・メカニカル 以下を含む： ・ハイドロサージェリー ・デブリードマンパッド ・酵素 ・ウジ虫 ・超音波 ・CO₂レーザー ・界面活性剤	治療の選択肢： ・消毒薬 ・抗菌薬 ・バイオフィルム ・バクテリア結合用ドレッシング ・蛍光バイオモジュレーション ・ガスプラズマ ・酸素療法（高気圧、局所） ・MMP/TIMP管理 ・界面活性剤	治療の選択肢： ・NPWT ・圧迫療法 ・吸収性のあるドレッシング	治療の選択肢： ・デブリードマンも参照 ・シアノアクリレート系創傷保護剤 ・硬化した周辺部の切除 ・蛍光バイオモジュレーション ・創傷被覆材（コラーゲンなど）	治療の選択肢： ・羊膜・絨毛膜 ・細胞のスカフォールド ・ECMベースのテクノロジー ・成長因子 ・多血小板血漿（PRP） ・バイオエンジニアリングによる人工・真皮 ・NPWT ・酸素療法（高気圧、局所） ・幹細胞治療 ・自家皮膚移植
アウトカム：きれいな創面、壊死組織の除去	アウトカム：炎症、感染、バイオフィルムの制御	アウトカム：湿度管理　治癒に適した傷の環境	アウトカム：創サイズの縮小　上皮化	アウトカム：傷閉鎖、組織の修復

S：社会的・患者的要因

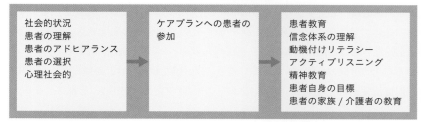

Atkin L, Bućko Z, Conde Montero E, et al：Implementing TIMERS：the race against hard-to-heal wounds. J Wound Care. 2019；23（Suppl 3a）：S1-S50. より引用, 筆者訳

Wound hygiene（創傷衛生）

　近年、創部の細菌が産生する、「バイオフィルム」の役割が注目を浴びています。バイオフィルムとは、細菌が分泌するムコ多糖や蛋白質、核酸などからなる粘性の細胞外高分子物質で、細菌を内部に取り込み、宿主免疫や消毒薬・抗菌薬などから守っています。バイオフィルムに対して、免疫細胞が蛋白分解酵素や活性酸素種を放出しますが、バイオフィルムの抵抗性が高いために炎症反応が持続し、臨界的定着（クリティカルコロナイゼーション）を引き起こしています。臨界的定着はDESIGN-R®2020にも導入されたことから、バイオフィルムのアセスメントと処置は褥瘡治療で必須の項目となりました[2]。創部のバイオフィルム成分を短時間で可視化するツールを用いれば、どこにどの程度存在しているかをベッドサイドで評価することが可能です（**図2**）。

　このバイオフィルムに対して予防的にアプローチするのがWound hygieneの目的です。Wound hygieneは、「洗浄」「デブリードマン」「創縁の新鮮化」「創傷の被覆」の4つのステップからなります。

図2 創傷バイオフィルムの迅速検出ツールと使用方法

■バイオフィルム検出ツール
（サラヤ株式会社）

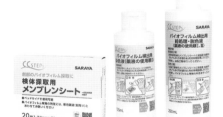

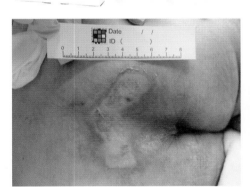

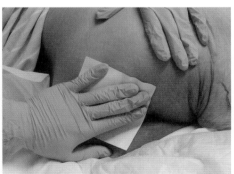

ニトロセルロースメンブレンを創部に10秒間当てる

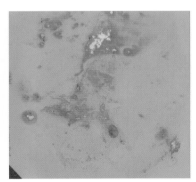

バイオフィルム染色結果
（濃い青が陽性）

創および創周囲皮膚の洗浄（図3）

洗浄は、創傷治療のなかで最も重要なステップです。創周囲皮膚は10〜20cm程度離れた部位まで洗浄料を用いて十分に洗浄します。創部の洗浄は創表面の異物や壊死組織を除去することを目的に行います。創部の洗浄にも、石鹸などの洗浄料を用いてしっかりと洗浄することが重要です。洗浄料を製品ごとに比較した研究はありませんが、生理食塩水単独よりも、洗浄料を使用して周囲皮膚を洗浄したほうが、褥瘡の治癒が促進されることが報告されています[3]。水道水や生理食塩水のどちらか手に入りやすいものを用い、シャワーボトルなどを用いて、ある程度の圧をかけて行います。その際、創部の下に使い捨ての吸水パッドを敷いておくと寝具を濡らさなくてすみます。細菌の繁殖速度や創面への影響を考えると、1日1回、もしくはドレッシング材交換のたびに洗浄を行うほうがよいでしょう。また、失禁などで創部が汚染されたら、そのつど洗浄します。

ポケットを有する場合は、50mLシリンジ等に水道水または生理食塩水を吸い上げ、短く切ったカテーテル（あるいは静脈留置針の外筒）の先端を、ポケット内に無理のない範囲で挿入し、微温湯を注入します。液を吸引し、濁りがなくなるまで注入、吸引を繰り返します。定期的に行うことにより、ポケット内部の壊死組織が除去され、内部の清浄化を図ることができます。

また、バイオフィルムは創縁に存在していることが多いため、口腔ケア用のブラシなどを用いて創縁を擦ることが重要です。十分に洗浄できた場合、創面や創縁のぬめりは取れることが多いです。洗浄後は、創周囲皮膚を損傷しないようにガーゼで押さえ拭きをします。

デブリードマン

褥瘡の治療スキームで最も重要なのは壊死組織の存在です。壊死組織は血流が途絶えた結果生じる死んだ組織ですので、免疫細胞による感染制御がなされない状況にあり、細菌増殖の温床となるため感染のリスクを高めます。それだけでなく、壊死組織はそれ自体がさらなる炎症を惹起させることが明らかとなっており、さらなる組織壊死を引き起こすという負のスパイラルを生じさせます。したがって、壊死組織があるときには積極的に除去（デブリードマン）することが重要です。創傷部位で産生される酵素による自己融解デブリードマンでは不十分であり、壊死組織は可及的速やかに除去すべきである、というのがWound hygieneのコンセプトです。ただし、除去の際にそのほかの良好な組織を損傷してしまうリスクもあるために、デブリードマンの適応を確実に判断することが重要です。メスやハサミを用いて行う外科的デブリードマンは、健常皮膚と壊死組織の境界が明瞭になった時期に行うのがよいでしょう。外用薬などを用いて壊死組織を融解させる方法では、日々の創傷ケアの際に壊死組織の融解の程度を観察しながらデブリードマンを行います。

創縁の新鮮化（図4）

上皮化が進まない創傷の場合、創縁が硬く瘢痕化し、創面と段差があることが多いです。その場合、創縁からの上皮化が見込めないため、一度創縁を切除して新鮮化することで創傷治癒を促す必要があります。Wound hygieneコンセプトでは、このような創縁では細菌が繁殖しやすいことを重要視していますので、まずは創縁の徹底的な洗浄を行い、少し擦ることによって急性転嫁させることで創傷治癒が進むかを確認し、改善されないようであれば除去することを考慮します。

図3 創および創周囲皮膚の洗浄

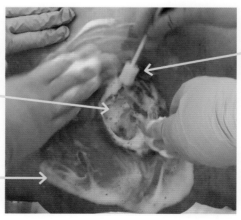

創面も洗浄料を用いて洗浄する

創縁から、10〜20cm程度離れた部位まで洗浄

口腔ケア用のスポンジで創縁をしっかり洗い、バイオフィルムを取り除く

創傷の被覆

　創部の細菌負荷を十分軽減できたら、最後に創部を被覆することで創傷治癒を促進します。特に、バイオフィルムの再形成を予防する機能をもつ外用薬やドレッシング材を選択することが重要です。

　外用薬としてはポビドンヨード・シュガーなどのヨード系の消毒薬や、スルファジアジン銀含有外用薬などが挙げられます。また、ドレッシング材にも抗菌作用のあるものが近年利用可能になってきており、選択肢が増えてきています（図5）。詳しくは、他稿をご参照ください。

＊

　Wound hygieneは最も重要な局所の創傷ケアであり、これを基本としたうえで、本稿の前半で述べたような創傷治癒を阻害する要因を適切に取り除くことを目標にケアを行うことで、多くの創傷は治癒に向かうでしょう。創傷治癒が進まないときは、それを阻害する要因が必ず存在するはずですので、それをアセスメントしたうえで局所の管理に臨むことが重要です。

　創傷治療の新しいコンセプトとして、TIMERSとWound hygieneを紹介しました。いずれも創傷治療の基本としてすでに実践されている読者も多いと思いますが、このように系統立てて実践すれば、創傷非専門家や患者・家族に対する創傷ケア技術の伝達に役立つでしょう。

〈引用文献〉
1. Atkin L, Bućko Z, Conde Montero E, et al：Implementing TIMERS：the race against hard-to-heal wounds. J Wound Care. 2019；23（Sup3a）：S1-S50.
2. 日本褥瘡学会編.：改定DESIGN-R®2020 コンセンサス・ドキュメント. 照林社, 東京, 2020.
3. Konya C, Sanada H, Sugama J, et al：Does the use of a cleanser on skin surrounding pressure ulcers in older people promote healing？ J Wound Care 2005；14（4）：169-171.

図4　創縁の新鮮化が必要な創傷

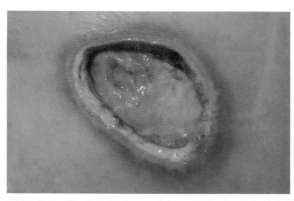

創底と創縁の間に段差があり、このままでは創縁からの上皮形成が見込めない状況。創縁にはバイオフィルムが集積しやすいため、創縁を新鮮化させて治癒促進を図る

図5　抗菌性ドレッシング材の例

■アクアセル®Agアドバンテージ
（コンバテック ジャパン株式会社）

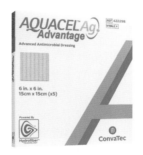

■Sorbact®コンプレス
（センチュリーメディカル株式会社）

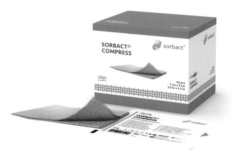

■プロントザン
（ビー・ブラウンエースクラップ株式会社）

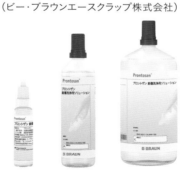

■ハイドロサイト®ジェントル銀
（スミス・アンド・ネフュー株式会社）

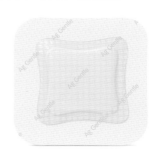

総論 ますます必要とされる ドレッシング材 選択の基本

溝上祐子、樋口ミキ

看護師がドレッシング材について知っておきたい理由

日本の医療は、高齢化少子社会を基盤に非常に厳しい状況に直面しているといわれています。2040年には高齢化が続くなか、働く世代は大きく減少することが推定されています。現在と同様の医療スタイルを継続することは困難で、医師不足、看護師不足、病床不足、そして介護不足が大きな課題とされています。医療ニーズを抱えた高齢者を病院から在宅、老人福祉施設とあらゆる場所で支えていく必要があります。こうした将来を迎える日本の医療は、「チーム医療推進」を柱に、これまでとは異なる医療の提供のあり方が求められます。

これまで以上に高齢者が増加するとい

うことは、糖尿病やがんなどの疾患を抱えながら、長期に療養を必要とする方が増えるということであり、褥瘡や下肢潰瘍などの慢性創傷患者の急増が予測されます。これまでも褥瘡ケアに関しては『褥瘡予防・管理ガイドライン』（日本褥瘡学会編集）によるスタンダードな治療の推進など、学会等の活動が活発に行われてきました。その啓発活動の中心は医師や創傷管理を専門とする看護師が担ってきましたが、今後の慢性創傷の予防や治療は、あらゆる現場の看護師や介護士など他職種も含めたチームでの対応が求められると考えられます。

これまでは病院経営や医療費削減な

ど、各施設によって独自に治療方針が決定されてきましたが、ニーズに対して病床数が不足するために、あらゆる施設に短期入院、早期介入、重症化予防が求められます。

そのためにはコストパフォーマンスと人件費削減に優れた治療の選択が重要であり、新たに進化するドレッシング材の特徴や機能の理解を含めた知識が必要となってきます。この知識獲得は、医師や創傷管理を専門とする看護師だけではなく、多くの臨床の看護師に必要とされるでしょう。

まずおさえておきたい「ドレッシング材とは」

日本褥瘡学会の定義（『褥瘡予防・管理ガイドライン』）では、ドレッシング材は「創における湿潤環境形成を目的と

した近代的な創傷被覆材をいい、従来のガーゼは除く」と表現されています。

本書で解説するドレッシング材につい

てはこの定義に従い、日本において薬事上認可されている皮膚欠損用創傷被覆材を対象にしています（**表1**）。

表1 創傷被覆・保護材等一覧（市販製品、一例）

医療機器分類(薬機法) 分類	一般的名称	使用材料（業界自主分類）	保険償還名称・価格（診療報酬）	販売名	会社名（製造販売元/販売元）
外科・整形外科用手術材料	粘着性透明創傷被覆・保護材	ポリウレタンフィルム	技術料に包括	オプサイト® ウンド	スミス・アンド・ネフュー株式会社
				3M™ テガダーム™ トランスペアレント ドレッシング	スリーエム ジャパン株式会社
				バイオクルーシブ®Plus	ケーシーアイ株式会社
				キュティフィルム® EX	新タック化成株式会社／スミス・アンド・ネフュー株式会社
	非固着性創傷被覆・保護材	非固着成分コートガーゼ	在009・Ⅱ103・調013【非固着性シリコーンガーゼ】広範囲熱傷用：1080円/枚 平坦部位用：142円/枚 凹凸部位用：309円/枚	アダプティック®ドレッシング	ケーシーアイ株式会社
				トレックス®	富士システムズ株式会社
				トレックス®-C	
				メピテル®	メンリッケヘルスケア株式会社
				エスアイ・メッシュ	アルケア株式会社
	局所管理親水性ゲル化創傷被覆・保護材	親水性メンブラン	在008・Ⅱ101・調012【皮膚欠損用創傷被覆材】真皮に至る創傷用 6円/cm²	ベスキチン®W	ニプロ株式会社
	局所管理ハイドロゲル創傷被覆・保護材	ハイドロコロイド		デュオアクティブ®ET	コンバテック ジャパン株式会社
				3M™ テガダーム™ ハイドロコロイド ライト	スリーエム ジャパン株式会社
				アブソキュア®-サジカル	日東電工株式会社／株式会社ニトムズ
				レプリケア® ET	スミス・アンド・ネフュー株式会社
		ハイドロジェル		ビューゲル®	ニチバン株式会社／大鵬薬品工業株式会社
	局所管理フォーム状創傷被覆・保護材	ポリウレタンフォーム		ハイドロサイト®薄型	スミス・アンド・ネフュー株式会社
				メピレックス® ライト	メンリッケヘルスケア株式会社
				メピレックス®ボーダー ライト	
	抗菌性創傷被覆・保護材	ハイドロコロイド		バイオヘッシブAg・ライト	アルケア株式会社
		親水性ファイバー		アクアセル®Ag BURN	コンバテック ジャパン株式会社
	二次治癒ハイドロゲル創傷被覆・保護材	ハイドロコロイド	在008・Ⅱ101・調012【皮膚欠損用創傷被覆材】皮下組織に至る創傷用 標準型：10円/cm² 異形型：35円/g	コムフィール	コロプラスト株式会社
				コムフィール プラス	
				デュオアクティブ®	コンバテック ジャパン株式会社
				デュオアクティブ® CGF	
				アブソキュア®-ウンド	日東電工株式会社／株式会社ニトムズ
				3M™テガダーム™ ハイドロコロイド ドレッシング	スリーエム ジャパン株式会社
				レプリケア® ウルトラ	スミス・アンド・ネフュー株式会社
		ハイドロジェル		イントラサイト ジェル システム	
				グラニュゲル®	コンバテック ジャパン株式会社
				Sorbact® ジェルドレッシング	センチュリーメディカル株式会社
	二次治癒親水性ゲル化創傷被覆・保護材	親水性メンブラン		ベスキチン®W-A	ニプロ株式会社
		親水性ファイバー		アルゴダーム トリオニック	スミス・アンド・ネフュー株式会社
				カルトスタット®	コンバテック ジャパン株式会社
				アクアセル®	
				アクアセル® フォーム	
	二次治癒フォーム状創傷被覆・保護材	ポリウレタンフォーム		ティエール™	ケーシーアイ株式会社
				3M™ テガダーム™ フォーム ドレッシング	スリーエム ジャパン株式会社
				バイアテン®	コロプラスト株式会社
				バイアテン® シリコーン＋	

(特定保険医療材料)

（次頁につづく）

医療機器分類(薬機法) 分類	一般的名称	使用材料(業界自主分類)	保険償還名称・価格(診療報酬)	販売名	会社名(製造販売元/販売元)
外科・整形外科用手術材料	二次治癒フォーム状創傷被覆・保護材	ポリウレタンフォーム	在008・Ⅱ101・調012【皮膚欠損用創傷被覆材】皮下組織に至る創傷用 標準型：10円/cm² 異形型：35円/g ＜特定保険医療材料＞	ハイドロサイト® プラス	スミス・アンド・ネフュー株式会社
				ハイドロサイト® AD プラス	
				ハイドロサイト® AD ジェントル	
				ハイドロサイト® ライフ	
				メピレックス®	メンリッケヘルスケア株式会社
				メピレックス® ボーダーⅡ	
				メピレックス® ボーダー フレックス	
	抗菌性創傷被覆・保護材	親水性ファイバー		アクアセル®Ag	コンバテック ジャパン株式会社
				アクアセル®Ag強化型	
				アクアセル®Ag Extra	
				アクアセル®Agフォーム	
		ポリウレタンフォーム		アルジサイト Ag	スミス・アンド・ネフュー株式会社
				ハイドロサイト® 銀	
				ハイドロサイト® ジェントル 銀	
				メピレックス® Ag	メンリッケヘルスケア株式会社
				メピレックスボーダー®Ag	
		ハイドロコロイド		バイオヘッシブ®Ag	アルケア株式会社
		ハイドロジェル		プロントザン	ビー・ブラウンエースクラップ株式会社
	深部体腔創傷被覆・保護材	セルロースアセテート		Sorbact® コンプレス	センチュリーメディカル株式会社
		親水性フォーム	在008・Ⅱ101・調012【皮膚欠損用創傷被覆材】筋・骨に至る創傷用 25円/cm²	ベスキチン®F	ニプロ株式会社
	親水性ビーズ	高分子ポリマー	Ⅱ105【デキストラノマー】145円/g	デブリサン®ペースト	佐藤製薬株式会社
	陰圧創傷治療システム	ポリウレタンフォーム/ポリビニルアルコールフォーム	Ⅱ159【局所陰圧閉鎖処置用材料】20円/cm²	V.A.C.®治療システム	ケーシーアイ株式会社
				InfoV.A.C.®治療システム	
				ActiV.A.C.®治療システム	
				V.A.C.Ulta®治療システム	
		コットン		RENASYS®創傷治療システム	スミス・アンド・ネフュー株式会社
		ポリウレタンフォーム	在013・Ⅱ159【局所陰圧閉鎖処置用材料】20円/cm²	RENASYS®創傷治療システム	スミス・アンド・ネフュー株式会社
	単回使用陰圧創傷治療システム	ポリウレタンフォーム		SNaP®陰圧閉鎖療法システム	ケーシーアイ株式会社
		多層構造ドレッシング		PICO®創傷治療システム	スミス・アンド・ネフュー株式会社
		陰圧維持管理装置	在014・Ⅱ180【陰圧創傷治療用カートリッジ】19,800円(入院外のみ算定可)	SNaP®陰圧閉鎖療法システム	ケーシーアイ株式会社
				PICO®創傷治療システム	スミス・アンド・ネフュー株式会社
生体内移植器具	コラーゲン使用人工皮膚	コラーゲンスポンジ	Ⅱ102【真皮欠損用グラフト】452円/cm²	ペルナック®	グンゼ株式会社／コンバテック ジャパン株式会社
				ペルナック® Gプラス	
				テルダーミス®真皮欠損用グラフト	オリンパス テルモ バイオマテリアル株式会社／アルケア株式会社
				インテグラ真皮欠損用グラフト	センチュリーメディカル株式会社
		脱細胞組織		OASIS®細胞外マトリックス	クックメディカルジャパン合同会社

日本医療機器テクノロジー協会 創傷被覆材部会作成：創傷被覆保護材等一覧表(第29版)2020年9月1日改訂より引用

技術を活かそう! ドレッシング材の機能的分類

　創傷治癒を促進させるには、創面の乾燥状態を避けなくてはなりませんが、過剰な滲出液が創に貯留し、創周囲皮膚が浸軟する状態も治癒遅延の原因となります。

　適切な湿潤環境を創面に形成するために、それぞれの創状態に合わせた機能をもつドレッシング材を選択しなければなりません。

　近年のドレッシング材は大きく4つの機能で分類されます（**図1**）。これらの機能をイメージ的に頭におきながら、褥瘡・創傷におけるドレッシング材の選択に活かしましょう。

図1 ドレッシング材の機能的分類（製品例は一例として示す）

機能分類 ❶ 創面を閉鎖し、創面に湿潤環境を形成するドレッシング材

密着
湿潤環境

> 粘着性のドレッシング材が創周囲の皮膚に密着し、創面を閉鎖環境のもとに湿潤環境とするドレッシング材です

ハイドロコロイド

ハイドロコロイド材の構造

外層（防水加工が施されている）

粘着層（疎水性ポリマーと親水性ポリマーのブレンド）

〈製品例〉

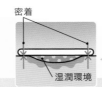

■ **デュオアクティブ®CGF**
（コンバテック ジャパン株式会社）

■ **レプリケア®ET**
（スミス・アンド・ネフュー株式会社）

　ハイドロコロイドは一般的に、「粘着層」と「防水加工の施された外層」の二重構造となっています。
　この粘着層はストーマ管理に使用される皮膚保護剤と同様に、疎水性ポリマーと親水性ポリマーがブレンドされた物体で、疎水性ポリマーが粘着性を、親水性ポリマーが吸水性をもたらしています。

　創周囲の皮膚はハイドロコロイド材が貼付されることによって汚染を予防でき、皮膚を健常に保つという効果が得られます。一方、創面は密閉され、滲出液は親水性ポリマーによって吸収されます。

　吸水した部分は溶解し、ゲル状に変化します。よって、創面は外界と隔絶した湿潤環境におかれます。
　なお、ハイドロコロイドは過剰な滲出液を吸収する機能はないため、滲出液の多い創には適しません。

機能分類 ❷ 乾燥した創を湿潤させるドレッシング材

壊死組織

> 乾燥した壊死組織に覆われているなどの創に対して、水分によって軟化させて、自己融解を促す機能があります

ハイドロジェル

〈製品例〉

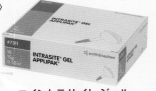

■ **イントラサイト ジェルシステム〈アプリパック〉**
（スミス・アンド・ネフュー株式会社）

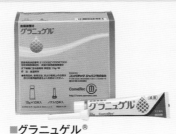

■ **グラニュゲル®**
（コンバテック ジャパン株式会社）

　親水部分をもつ不溶性のポリマーで、大部分は水で構成された透明あるいは半透明のゲル状のドレッシング材です。
　シート状のものと、チューブやアプリパック入り（写真）のものがあります。
　シート状のものは湿潤環境を維持するとともにすみやかな冷却作用が認められ、疼痛や炎症をやわらげるとされています。
　チューブ入りのものは壊死組織のデブリードマン効果、肉芽形成や上皮形成の促進、疼痛緩和の作用をもっています。

（次頁につづく）

機能分類 ③ 　**渗出液を吸収し保持するドレッシング材**

余分な渗出液を貯留させないように、創面の渗出液を吸収します。吸水力に優れ、かつ渗出液を保持し、湿潤環境を保ちます。深さのある創に充填することも可能です

過剰な渗出液

アルギン酸塩

〈製品例〉

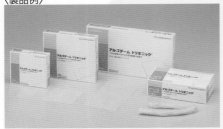

■アルゴダーム トリオニック
（スミス・アンド・ネフュー株式会社）

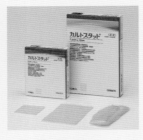

■カルトスタット®
（コンバテック ジャパン株式会社）

昆布から抽出されたアルギン酸塩を繊維状に絡ませたもので、フェルト状の形態をしています。形態はシート状、リボン状などがあります。

吸収性に優れており、自重の13倍の吸水性をもっています。含有するカルシウムイオンが生理食塩水や生体からの渗出液中のナトリウムイオンとイオン交換を行い、ゲル化します。そのため、密閉せずに創面に湿潤環境をもたらすことが可能です。

さらに、ゲル化する際にカルシウムイオン（止血凝固第Ⅳ因子）を放出し、ゲルに血小板が吸引、凝集するため、止血効果が得られることも特徴の1つです。

また、ゲル化するため、ドレッシング交換時には疼痛を伴わず、新生組織を傷つけることはありません。

ハイドロファイバー®（銀含有製品を含む）／ポリウレタンフォーム/ハイドロファイバー®/ソフトシリコン

〈製品例〉

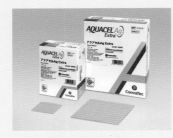

■アクアセル®Ag Extra
（コンバテック ジャパン株式会社）

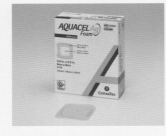

■アクセル®Agフォーム
（コンバテック ジャパン株式会社）

CMCナトリウムからできた繊維を用いた創傷被覆材です。渗出液によりゲル化し、創傷治癒に適した湿潤環境をつくります。

水分を繊維の縦方向に吸収し、横方向への広がりを抑えたため、創周囲の健常皮膚の浸軟を防ぎます。

自重の25倍（ガーゼの約7～8倍）という吸水性をもっています。ゲル化する際に吸収前の大きさよりも若干ちぢむ傾向にあるため、創の大きさよりもやや大きめにカットして使用します。

このゲルの特徴は崩れにくい点です。ポケットや孔に挿入した場合、容易に残渣を残さず、除去が可能で、汚染物質を創に残しません。また、一度吸収した水分は、圧迫しても漏出しない特徴をもっています。

銀イオンをプラスしたものは、抗菌効果を発揮します。また、皮膚接着面にシリコーン層をそなえ、ハイドロファイバーAg層、フォーム層を重ねることで、多量の渗出液に対応するタイプも新しく加わりました。

ポリウレタンフォーム

〈製品例〉

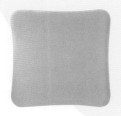

■ハイドロサイト®プラス
（スミス・アンド・ネフュー
株式会社）

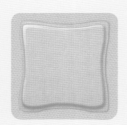

■ハイドロサイト®AD プラス
（スミス・アンド・ネフュー
株式会社）

自重の約25倍の吸水性をもつ親水性のポリウレタンフォームで、ハイドロセルラー構造になっています。

さらに親水性の高いポリマー（PEG）を含有し、渗出液をよりスピーディに吸収し、創周囲の浸軟を防ぎます。

創の湿潤環境を保ち、ドレッシングの溶解や残渣物を創面に残すことはありません。

非固着性のハイドロサイト®プラス、アクリル粘着剤を使用した固定テープが付属したハイドロサイト®ADプラスなどがあります。

いったん吸い上げた渗出液はあと戻りしないように工夫が施されています。

疼痛緩和を目的とした ドレッシング材

　近年では患者のウェルビーイングの観点からも創傷管理に疼痛緩和が重要とされてきました。

　日本で販売されているドレッシング材は疼痛を緩和する効用はありませんが、粘着部をシリコーンにすることで角層を傷めず、痛みを最小限にするドレッシング材が多く発売されるようになってきました。疼痛だけでなく、脆弱な皮膚の患者にも安心して使用できます。

ポリウレタンフォーム/ソフトシリコン

〈製品例〉

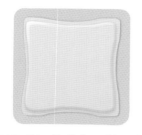

■ ハイドロサイト®AD ジェントル
（スミス・アンド・ネフュー株式会社）

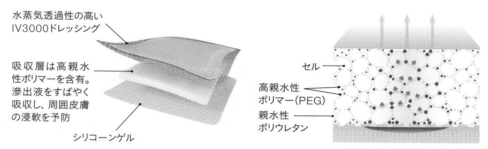

水蒸気透過性の高い IV3000ドレッシング

吸収層は高親水性ポリマーを含有。滲出液をすばやく吸収し、周囲皮膚の浸軟を予防

シリコーンゲル

セル

高親水性ポリマー（PEG）

親水性ポリウレタン

吸収された滲出液は上層部のセルに移動し、横に広がりにくい

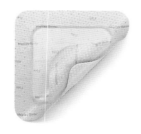

■ メピレックス®ボーダー フレックス
（メンリッケヘルスケア株式会社）

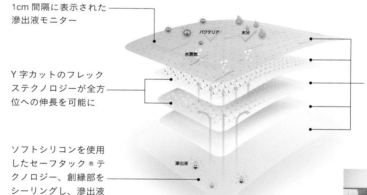

1cm 間隔に表示された滲出液モニター

Y字カットのフレックステクノロジーが全方位への伸長を可能に

ソフトシリコンを使用したセーフタック®テクノロジー、創縁部をシーリングし、滲出液を創周辺部に漏らさない

バクテリア　水分

水蒸気

滲出液

・5層構造による滲出液管理能力
・ポリウレタンフォームの吸水層が垂直方向にすばやく滲出液を吸収
・高保水力を有する保水層が滲出液をしっかり保持
・創部への滲出液の逆戻りを軽減する

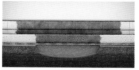

（次頁につづく）

創の清浄化を目的とした
ドレッシング材

2020年に英国の創傷ケア専門雑誌『International Wound Journal』に創傷衛生（Wound hygiene）に関するコンセンサスドキュメントが掲載されました。それによると、創の清浄化を目的としてきた流水洗浄では、創面に付着したバイオフィルムや、付着している蛋白質成分の異物を除去することができないことが指摘され、それらを効果的に除去するために界面活性剤を含んだ創傷洗浄剤を使用するよう推奨しています。

ここでは抗菌性を備えたドレッシングについて紹介します。

親水性ファイバー

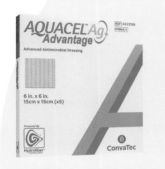

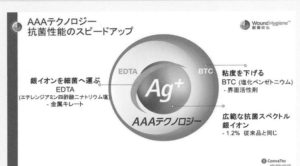

AAAテクノロジー
抗菌性能のスピードアップ

Wound Hygiene™
創傷衛生

銀イオンを細菌へ運ぶ
EDTA
（エチレンジアミン四酢酸ニナトリウム塩）
- 金属キレート

EDTA BTC 粘度を下げる
BTC（塩化ベンゼトニウム）
- 界面活性剤

Ag⁺

AAAテクノロジー

広範な抗菌スペクトル
銀イオン
- 1.2% 従来品と同じ

ConvaTec

●従来あったアクアセル®Agの広範な抗菌スペクトルの銀イオンに加えて、銀イオンを細胞へ運ぶ金属キレート（EDTA）と粘度を下げる界面活性剤（BTC）を組み合わせることによって、より最適な抗菌性能を発揮

■アクアセルAg®アドバンテージ
（コンバテック ジャパン株式会社）

ハイドロジェル

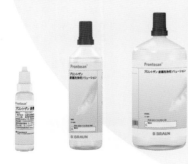

●抗菌成分ポリヘキサニド（PHMB）を含み、広範囲の細菌に対して抗菌スペクトルを発揮（PHMBはコンタクトレンズの洗浄剤としても長年使用されていることから、目に入れても安全な抗菌成分の一つといえる）
●創傷コーティングを効率的に除去し、細菌に対しては抗菌効果を発揮することで、創傷の清浄化を促進するハイドロジェルドレッシング

●両性界面活性剤ベタインを含み、創傷コーティングを効率的に除去するのに役立つ。同時に、細菌に対しては、抗菌成分ポリヘキサニド（PHMB）が抗菌効果を発揮し創傷の清浄化を促進する

■プロントザン
（ビー・ブラウンエースクラップ株式会社）

保険償還のないドレッシング材

創傷被覆材は保険適用期間に制限がありますが、創傷管理は長期にわたることも少なくありません。

そのような場合には、保険償還のないドレッシング材の機能に着眼して選択する必要があります。一例を示します（**図2**）。

求められる機能は、効果的に滲出液を吸収し、創に固着しないことです。また、近年はシリコーン粘着性のドレッシング材も発売され、皮膚が脆弱な患者への予防等、広く使用できるようになってきました。

図2 保険償還のないドレッシング材

非固着性ドレッシング材 （滲出液吸収効果は高く、創に固着しないのが特徴）

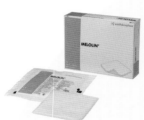

■メロリン®
（スミス・アンド・ネフュー株式会社）

●多孔性ポリエステルフィルムで滲出液を素早く吸収し適用部への固着を防ぐ創接触面、コットン/ポリエステル繊維を使用し滲出液等を吸収・保持し漏れにくくする吸収層、ポリエステル不織布で撥水処理が施された外装面の3層構造

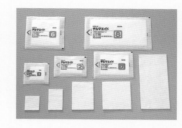

■デルマエイド®
（アルケア株式会社）

●4つ折りガーゼ約2枚分の高吸収力で、滲出液の多い創にも対応可能
●創傷面に固着しにくく非固着性フィルムを両面使用
●適度なコシとやわらかさがあり、薬剤塗布時などに扱いやすく、皮膚に柔軟に追従
●創傷の大きさに合わせて選べる豊富なサイズバリエーション

シリコーン粘着性のドレッシング材

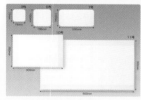

■エスアイエイド®
（アルケア株式会社）

●シリコーンゲルメッシュと吸収層の一体構造で創傷周辺皮膚に密着、滲出液を吸収
●創傷周辺の皮膚に密着し、創傷面とのずれを軽減
●皮膚と面で接することで皮膚から離れる際の剥離力を分散し、創傷面とその周辺皮膚の損傷リスクを軽減
●フリーカット性により、創傷が生じた部位や大きさに使用可能

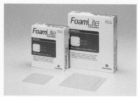

■ふぉーむらいと
（コンバテック ジャパン株式会社）

●滲出液の少ない、またはない創傷を保護する目的に特化
●防水性外層は、通気性があり、ずれや摩擦が軽減されるすべりのよいフィルムになっていて、防水や固定のための二次ドレッシングなどは必要ない
●創傷接触面は、開孔構造でやわらかい全面シリコーン粘着面。貼り付け、貼り直しが容易

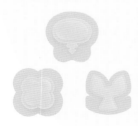

■アレビン® ライフ
（スミス・アンド・ネフュー株式会社）

●健常皮膚を保護する5層構造の皮膚保護パッド
●クッション性に優れたポリウレタンフォーム材で、多層構造により皮膚にかかるずれ応力を低減
●トップフィルムは高水蒸気透過性であり、汗などによる皮膚の湿潤を軽減
●創接触面はシリコーンゲルを塗布し、剥離刺激がやさしい
●標準型、踵用、仙骨用の3種類がある

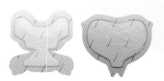

■メピレックス®ボーダー プロテクト
（メンリッケヘルスケア株式会社）

●摩擦やずれを予防する皮膚保護パッド
●独自の多層（5層）構造によって、ずれ（せん断力）を軽減、圧力を分散、水蒸気透過性によるバランスの良よいマイクロクライメットの管理を実現
●ハイリスクな部位に効果的に貼付できる、仙骨用、踵用の2タイプ

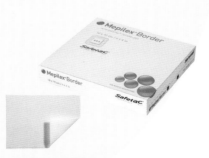

■メピレックス®トランスファー
（メンリッケヘルスケア株式会社）

●皮膚にやさしいソフトシリコン・トランスファードレッシング
●二次ドレッシングに滲出液を移動させる方法で創部を刺激することなく滲出液の管理が可能

ドレッシング材の基本的な使用方法

貴田寛子

● POINT ●

- ● ドレッシング材によって、固定方法・交換のめやすは異なる
- ● 交換時は創部・周囲の健常皮膚を観察し、ドレッシング材使用の効果を評価する
- ● 貼付部位、患者の皮膚状態に合わせて、使用する物品や貼付方法を検討する

　前項で紹介したように、さまざまな機能を有するドレッシング材があります。本稿では、ドレッシング材を効果的に使用するための基本的な使い方を解説します。

 POINT 1 創の状態・滲出液の量に応じてドレッシング材を選択する

創の状態を観察する

　ドレッシング材を安全に使用するために、まずは創部を観察しましょう。感染所見がある創部をドレッシング材で閉鎖環境にすると、感染が進行する可能性があります。また、受傷直後など創傷が発生したばかりの急性期は、一見するとびらんのような浅い創傷でも、実は深部の組織が挫滅するなどしていて、創傷が変化することもあります。ドレッシング材で被覆することで創部の観察がしにくくなる場合もありますので、受傷直後の急性期の使用には十分に注意しましょう。

滲出液の量に注目する

　ドレッシング材は、適切な湿潤環境を創面に形成することで、創傷治癒を促進します。そのため、創部の滲出液の程度に応じてドレッシング材を選択することが重要です。その際、創の深さによって保険適用できるドレッシング材が異なりますので、創部の深さも観察しましょう。臨床でよく使用される使用材料ごとに、滲出液の吸収力を**表1**にまとめました。滲出液は、創のサイズや感染の有無によっても影響を受けます。ドレッシング材で被覆できないサイズの創傷や、滲出液が多量の場合は、外用薬など別の方法を選択しましょう。

表1 ドレッシング材の滲出液吸収力

使用材料	滲出液吸収力
ハイドロジェル	滲出液が少ない創向け
ハイドロコロイド	
ポリウレタンフォーム	
アルギン酸塩	滲出液が多い創向け
ハイドロファイバー®	

POINT 2 カットして使用すると十分に機能が発揮できないドレッシング材がある

ドレッシング材は、ゲルや繊維などさまざまな形状をしています。創のサイズに合わせてカットして使用するものと、カットすることによって十分に機能が発揮できなくなる可能性があるものがあります。

例えば、多層構造のドレッシング材は、カットすることによって断端から内部の吸収体がはみ出てしまうこともあります（**図1**）。創部の追従性を高めるために、端に向かって薄くなっていくテーパーエッジ加工のドレッシング材の場合は、カットすることでテーパーエッジ加工の効果が乏しくなり創部への密着性が十分に得られなくなる可能性があります。

状況や部位によっては、このような形状のドレッシング材を、カットして使用することもあると思います。貼付しているドレッシング材が創部に密着しているかも観察するようにしましょう。

図1 カットして使用したことでドレッシング材のトップフィルムがめくれた事例

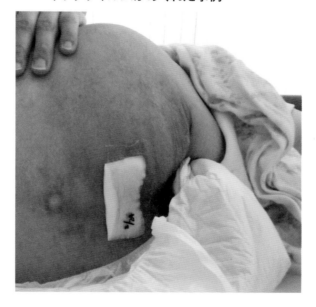

ドレッシング材の種類によって創に貼付するサイズや固定方法、交換のめやすが異なる

ドレッシング材によって、創部に使用するサイズや量が異なります。また、粘着性と非粘着性の形状もあります。粘着性の場合は、リリースフィルムを剥がし創部に貼付することで閉鎖環境を作ることができますが、非粘着性の場合は、ドレッシング材を固定するためのトップドレッシングが必要になります。交換時には創部を微温湯や生理食塩水で十分に洗浄し、周囲の健常皮膚を清拭するなどして乾燥させてからドレッシング材を貼付しましょう。

ここでは、ドレッシング材の種類に応じた適切な量やサイズ、固定方法、交換のめやす、使用時の注意点について解説します。

ハイドロジェル

1）塗布する量

シート状とチューブ入りの形状があります。シート状の場合は、創のサイズより1cm以上大きくカットしましょう。チューブ入りの場合は、浅い創では創全体を覆う程度の量を塗布します。深い創では創内に均一に充填しますが、周囲の皮膚の高さを超えないように注意しましょう。ハイドロジェルの大部分が水で構成されていますので、大量に塗布すると浸軟し治癒が遷延する可能性があります。余分なジェルは拭き取るようにしましょう。

2）固定方法

ジェル自体には固着性がありませんので、どちらの形状でもテープ等で固定が必要です。シート状の場合は、外層の支持体のポリウレタンフィルムがあるため、四辺を医療用粘着テープ等で固定します。チューブ入りの場合は、ハイドロジェルの上にガーゼを当ててしまうとガーゼがジェルを吸収してしまうため、ポリウレタンフィルムなど、吸収せずに密閉状態を保持できる素材を選択し、創部全体を完全に覆うように固定しましょう（**図2**）。

図2 ハイドロジェルの塗布例

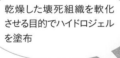

乾燥した壊死組織を軟化させる目的でハイドロジェルを塗布

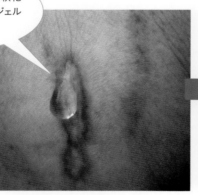

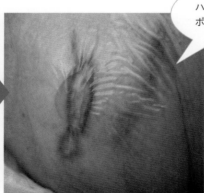

ハイドロジェルの上からポリウレタンフィルムで保護

3）交換のめやす

適度な湿潤環境を維持するために、2〜3日ごとの交換が推奨されています。また、固定しているポリウレタンフィルム材などから滲出液が漏れ出ているときは交換が必要です。

4）使用時の注意点

チューブ入りの場合は先端が創部に付着すると不潔になるため、接触しないように注意しましょう。また、製品によってさまざまな容量があるので、創のサイズや使用頻度に応じて選択しましょう。

ハイドロコロイド

1）貼付するサイズ

四角い板状のハイドロコロイドを使用する場合は、創周囲の健常皮膚を十分に被覆できるよう、創縁から2〜3cm以上大きくカットするようにしましょう。ハイドロコロイドと粘着性透明フィルムが一体化している製品もありますが、この場合も同様に2〜3cm以上大きいサイズを選択しましょう。

2）固定方法

ハイドロコロイドは粘着性があるため、単体での貼付が可能です。粘着部を創面に直接貼付し、全体がなじむように手で軽く押さえましょう。単体で貼付できるため、カットを工夫することによって指間などにも貼付が可能です（**図3**）。

外周部が剥がれる可能性がある場合は、医療用粘着テープで四辺を補強しましょう。殿部などずれが生じやすい部位に貼付すると剥がれやすく、表皮剥離等の新たな皮膚損傷が生じることもあります。剥がれやすい場合は、テープで過度に補強するのではなく、他のドレッシング材や外用薬などを検討しましょう。

3）交換のめやす

連続7日間まで貼付可能です。ハイドロコロイドは創面に密着することで閉鎖環境となり、創部が適度に湿潤し治癒が促進されるドレッシング材です。滲出液を吸収するとゲル化します。このゲルがドレッシング材から漏れてしまうと閉鎖環境を維持できなくなるため、滲出液が漏れそうな場合や剥がれそうな場合は適宜交換しましょう（**図4**）。剥がす際は、ドレッシング材の端から中央に向かってゆっくりと剥がします。滲出液が少ない場合は、剥離剤を使用して剥がしましょう。

4）使用時の注意点

滲出液を吸収すると黄色にゲル化します。このゲルを「膿」と間違えないように注意してください。膿の場合は、創部に炎症・感染所見も伴うことが多いので、よく観察しましょう。

図3 ハイドロコロイドの貼付の一例

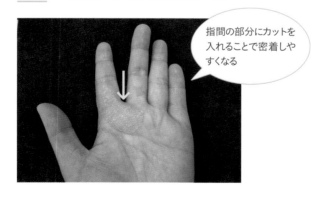

指間の部分にカットを入れることで密着しやすくなる

図4 ハイドロコロイドの交換のめやす

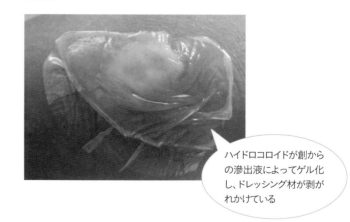

ハイドロコロイドが創からの滲出液によってゲル化し、ドレッシング材が剥がれかけている

ポリウレタンフォーム

1）貼付するサイズ

　非粘着式と、パッドの周囲にテープが一体化している粘着式があります。どちらも創周囲の健常皮膚が被覆できるパッドサイズを選択しましょう。非粘着式の場合は、創のサイズに合わせてカットして使用できます。

2）固定方法

　非粘着式の場合は、医療用粘着テープや、部位によってはネット包帯等で固定しましょう（**図5**）。

3）交換のめやす

　連続7日間まで貼付可能ですが、滲出液が外に漏れ出す前に交換しましょう。めやすとして、パッドの縁から1.5cm程度まで滲出液が広がってきたら交換が必要です（**図6**）。

　粘着式の多くがシリコーン粘着剤を使用しており、一度剥がしても貼り直しが可能です。初回使用時など創の状態変化を確認したいときは、一度剥がして創部の状態を観察し、また同じドレッシング材を再貼付できますので、安全に管理できて経済的でもあります。

4）使用時の注意点

　ポリウレタンフォームのなかでも粘着式は、シリコーン粘着剤で脆弱な皮膚に対しても角層を傷めずに除去できることから、スキン-テアに対して使用される頻度が高いドレッシング材です。交換時の剥がし方によっては皮膚を再剥離してしまう可能性がありますので、貼付時に剥がす方向などを記載しておくとよいでしょう（**図7**）。

図5 脊椎部褥瘡への非粘着式のポリウレタンフォーム（ハイドロサイト®プラス）の貼付例

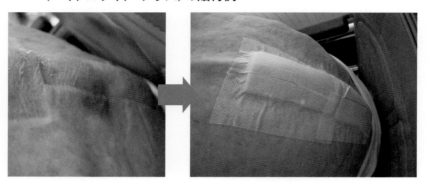

図6 ポリウレタンフォーム（ハイドロサイト®プラス）が滲出液を吸収しきれずに剥がれた例

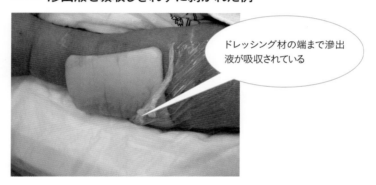

ドレッシング材の端まで滲出液が吸収されている

図7 スキン-テアに対してポリウレタンフォーム（ハイドロサイト®ADジェントル）を貼付した例

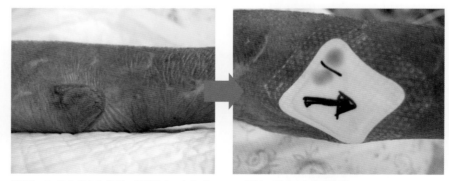

残存している皮弁を交換時に剥離しないよう、ドレッシング材の剥がす方向を記載

アルギン酸塩

1）貼付するサイズ

シートやリボンの形状があります。どちらもカットして使用可能です。シート状の場合は、創のサイズよりやや大きめにカットして創全体を被覆します。リボン状の場合は、深い創やポケットなど形状が複雑な創に向いています（**図8**）。創内に充填する際、詰め込み過ぎないよう注意しましょう。

2）固定方法

アルギン酸塩は、滲出液を吸収するとゲル化し創表面に密着するため、密閉をしなくても湿潤環境を維持することができます。滲出液が少ないと創が乾燥する可能性があるため、事前に生理食塩水で湿らせてポリウレタンフィルムで固定すると、創を乾燥させずに管理することができます。滲出液が多い場合はガーゼを置き、過剰な滲出液を吸収するようにしましょう。

3）交換のめやす

滲出液が多い場合は、アルギン酸塩の上に置いているガーゼ上層までの滲出液の滲み出しが交換のめやすです。治癒が進むにつれて交換頻度を少なくしていきますが、2〜3日に1回程度は交換しましょう。滲出液が少ない場合でも、連続使用7日間を超えない範囲で交換しましょう。

4）使用時の注意点

交換時は、ゲル化したアルギン酸塩をしっかりと除去します。特に、ポケット内に充填した場合は取り残しがないように注意しましょう。

アルギン酸塩が創部に固着している場合は無理に除去せず、生理食塩水で湿らせます。アルギン酸塩は滲出液中のナトリウムイオンとのイオン交換でゲル化しますので、あえてゲル化させたいとき（固着したアルギン酸塩を除去するときなど）は、生理食塩水を用いましょう。

ハイドロファイバー®

1）貼付するサイズ

シートやリボン、フォームの形状があります。シート状を使用する場合は、滲出液を吸収すると少し縮む特徴があるため、創よりやや大きくカットして創全体を被覆します。リボン状は、深い創やポケットなど形状が複雑な創に向いています。創内に充填する際、詰め込み過ぎないよう注意しましょう。フォームタイプには粘着式と非粘着式があります。粘着式は中心部がハイドロファイバー®のシートで吸収性パッド部になっており、外周部がシリコーン粘着層になっています。吸収性パッド部が創の外縁より1cm程度余白をもたせられるようなサイズを選択しましょう。

2）固定方法

アルギン酸塩と同様に、滲出液を吸収するとゲル化し創表面に密着するため、密閉をしなくても湿潤環境を維持することができます。滲出液が少なく創が乾燥する可能性がある場合は、事前に生理食塩水などで湿らせポリウレタンフィルムで固定すると、創を乾燥させずに管理することができます。滲出液が多い場合はガーゼを置き、過剰な滲出液を吸収するようにしましょう。

3）交換のめやす

滲出液が多い場合は、ハイドロファイバー®の上に置いているガーゼ上層までの滲出液の滲み出しが交換のめやすです。滲出液が少ない場合でも、連続使用7日間を超えない範囲で交換しましょう。

図8 アルギン酸塩の貼付例

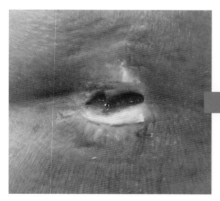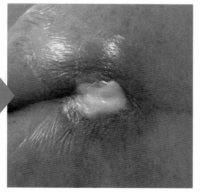

仙骨部の形が不整形で深さのある創にアルギン酸塩を充填し、体動でずれることがないようポリウレタンフィルムで保護した

4）使用時の注意点

　ハイドロファイバー®は滲出液を吸収するとゲル化しますが、崩れにくいのが特徴です。ポケットや孔に挿入した際は、取り出しやすいように1端を2cm以上は出しておくようにしましょう（**図9**、

10）。また、何枚もカットして挿入してしまうと、除去しきれず創内に残ってしまう可能性があるため、シートであれば創のサイズにあわせてカットした1枚を、リボンであれば創内でカットせず充填します。

　フォームタイプ粘着式を貼付する場合、粘着部を直接創部に貼付しないように注意しましょう。粘着部は、粘稠度の高い滲出液を吸収しきれないことがあります。

図9　ハイドロファイバー®の使用例

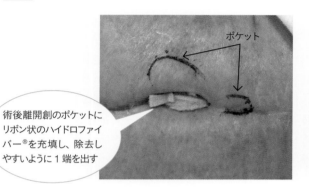

ポケット

術後離開創のポケットにリボン状のハイドロファイバー®を充填し、除去しやすいように1端を出す

図10　ハイドロファイバー®のゲル化の例

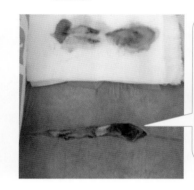

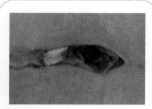

滲出液を吸収しゲル化をしても、溶け崩れていない

POINT 4　ドレッシング材の交換時は、創の状態を評価する

　創傷治癒が進むと創サイズは縮小し、滲出液の量は減少していきます。一方で、感染すれば滲出液は増加します。交換時は創の状態を観察し、同じドレッシング材を貼付するのではなく、状態に合わせて変更しましょう。その際、創部だけではなく、創周囲の健常皮膚も観察しましょう。例えば、滲出液が多いのに吸収力が少ないドレッシング材を使用していた場合、辺縁の皮膚が浸軟することもあります（**図11**）。創の評価のポイントはPart2で解説しています。

図11　ハイドロコロイド除去時の周囲皮膚が浸軟している状態

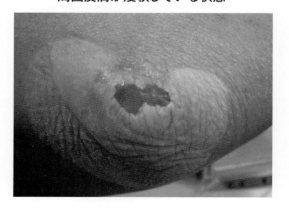

POINT 5　創傷の部位に応じて貼付方法を工夫する

　関節や殿部など、可動する部分やずれが生じやすい部位は、ドレッシング材にあらかじめ切り込みを入れて追従しやすくする工夫や、ポリウレタンフィルムの貼り方を工夫して（**図12**）、便汚染を予防する方法があります。アルギン酸塩やハイドロファイバー®のシートやリボンの形状は薄い素材なため、ポリウレタン

フィルムで固定することで、ずれやすい部位でも密着を維持しやすくなります。

　皮膚が脆弱な場合は、シリコーン粘着剤のテープ（メピタック®、3M™ やさしくはがせるシリコーンテープなど）やドレッシング材を使用しましょう。そのほか、固着しないドレッシング材や外用薬を選択し、包帯やネットなどで固定す

る方法もあります。

〈参考文献〉
1. 日本褥瘡学会編：褥瘡ガイドブック 第2版. 照林社, 東京, 2015.
2. 溝上祐子：ドレッシング材の特徴と使用テクニック. 宮地良樹, 溝上祐子編, 褥瘡治療・ケアトータルガイド. 照林社, 東京, 2009：190-200.

図12　殿部へ密着させるためのドレッシング材の貼り方の工夫

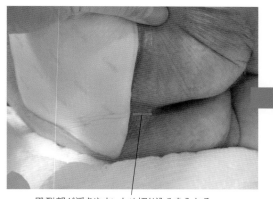

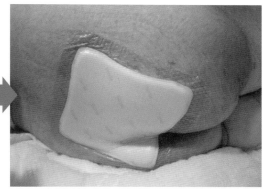

殿裂部が浮きやすいため切り込みを入れる
※パッド部分をカットしないように注意する

ドレッシング材が浮くことなく密着する

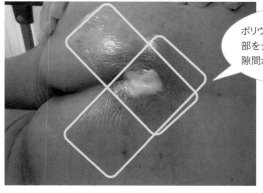

ポリウレタンフィルム材は臀裂部をクロスに貼付することで隙間が生じにくくなる

気をつけたい！
"誤った"ドレッシング材の使用

渡辺光子

● POINT ●

- ドレッシング材使用における留意点は以下の4つである
  1. 感染創には原則として使用しない
  2. "長くもたせる"ことを目標にしない
  3. 皮膚の感染症には注意が必要
  4. 創の評価に基づいて選択する

　ドレッシング材は、創傷の湿潤環境を整えることで治癒過程を促す効果があり ますが、誤った使い方をしてしまうと創の悪化や治癒遅延を招くリスクもありま す。適切な使用のために、気をつけたいポイントを示します。

POINT 1　感染創には原則として使用しない

　感染創とは、病原微生物が身体内に侵入して増殖し、発赤・腫脹・熱感・疼痛などの炎症症状を呈している状態です（**図1**）[1]。このような状況で創部を閉鎖環境にすると、感染性の滲出液が創腔に停滞し、病原微生物の増殖を助長してしまいます。

　感染が進行すると、敗血症や菌血症に至る場合もあり危険です。感染創や感染リスクが高い時期は、閉鎖性のドレッシング材は使用せず、感染制御を優先します。感染創の局所管理は、①排膿および滲出液のドレナージ、②壊死組織の除去、③創洗浄、④抗菌薬の適正使用、などが基本です。

　創の湿潤環境は治癒過程を促進する反面、細菌にとっても増殖しやすい環境なのです。この点をふまえ、感染創にはドレッシング材を使用せず、毎日の洗浄と抗菌作用のある外用薬を中心とした局所治療を優先します。

POINT
- ●感染創の局所管理の基本
  ① 排膿および滲出液のドレナージ
  ② 壊死組織の除去
  ③ 創洗浄
  ④ 抗菌薬の適正使用

図1 閉鎖性ドレッシング材を貼ってはいけない感染創の例

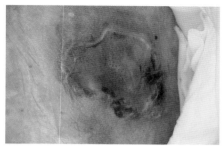
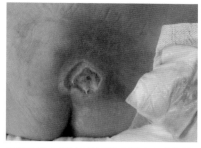
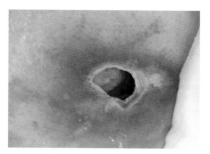

波動があり、壊死組織下に膿の貯留がある。早急に切開・排膿ドレナージを必要とする創

悪臭を伴う多量の滲出液を認める感染創。壊死組織のデブリードマンを必要とする創

感染創のデブリードマン直後の状態。炎症が強く滲出液が多い時期は創を閉鎖性ドレッシング材で密閉しないことが重要である

POINT 2 "長くもたせる"ことを目標にしない

　非感染創にドレッシング材を用いる場合、滲出液の量に応じて数日に一度、最長で1週間以内の交換が必要です。毎日の処置を行わずに済むことは、患者の苦痛や介護者の負担を軽減でき、ドレッシング材を使用する利点の一つといえます。しかし、ドレッシング材の交換間隔は、本来、創の状態や滲出液の量を観察し、アセスメントしたうえで決定されるべきものです。

　また、創の状態は変化していくので、継続的な評価が必要です。ドレッシング材だから3日に1回でよい、1週間まで貼ったままでよい、というものではありません。吸収性の高いドレッシング材を選択することで、貼付期間をある程度調整することは可能ですが、まずは湿潤環境を整えることを優先すべきです。

　ドレッシング材の交換を適切に行うことは、創面の良好な湿潤環境を保持することにつながります。肉眼的には、「創面は潤い、周囲皮膚は浸軟していない状態」をめざします（図2）。

図2 滲出液のコントロールが良好な状態

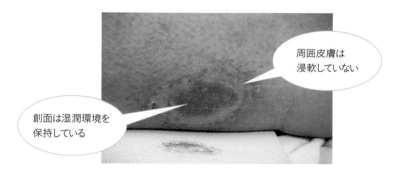

周囲皮膚は浸軟していない

創面は湿潤環境を保持している

POINT 3　皮膚の感染症には注意が必要

　創周囲の皮膚が真菌症などの皮膚感染症を発症している場合、湿潤環境によって症状が悪化しやすくなります（**図3**）。ドレッシング材を貼付する範囲の皮膚が健常な状態であることを確認したうえで、使用を開始します。

図3　褥瘡周囲の皮膚感染症の発症例

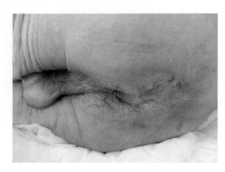

下痢便失禁があり肛門周囲の皮膚が浸軟し、真菌症を発症した。抗真菌剤外用薬による治療を行った

POINT 4　創の評価に基づいて選択する

　日本褥瘡学会では、創の評価に基づいてドレッシング材や外用薬を選択することを推奨しています。同学会の『褥瘡予防・管理ガイドライン（第4版）』（2015年）では、褥瘡状態評価スケール「DESIGN-R®」の評定に基づいた保存的局所治療として、ドレッシング材や外用薬の選択基準が示されています（**表1**）。そして、2020年に改定された「DESIGN-R®2020」では、"炎症/感染（Inflammation/Infection）"の項目に、新たに「臨界的定着疑い（I3C）」の分類が加わりました（**表2**）。これにより、従来はi（スモールアイ）と分類されていた臨界的定着状態が、I（ラージアイ）の表記となり、感染褥瘡に準じた治療の対象となりました。臨界的定着状態とは、"肉眼的に明らかでないものの炎症が生じており、バイオフィルムを伴う細菌による感染が生じている褥瘡"[2]であり、従来の局所治療のみでは治癒が遷延しやすい創傷です（**図4**）。このような褥瘡に対しては、感染創に準じた選択として感染抑制作用のある外用薬の使用を優先します。なお、褥瘡状態の評価にDESIGN-R®2020を用いても、『褥瘡予防・管理ガイドライン（第4版）』との整合性に問題はありません。

　褥瘡の保存的治療においては最新のガイドラインの内容を理解し、さらに患者の個別の状況をふまえたドレッシング材・外用薬の選択が望まれます。

図4　臨界的定着状態の例

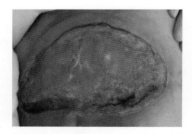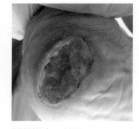

仙骨部褥瘡：創面のぬめりがあり、滲出液が多い

踵部褥瘡：創面にぬめりがあり、浮腫状の不良肉芽

〈引用文献〉
1. 日本褥瘡学会 編：褥瘡ガイドブック 第2版. 照林社, 東京, 2015.
2. 日本褥瘡学会 編：改定DESIGN-R®2020コンセンサス・ドキュメント. 照林社, 東京, 2020.

〈参考文献〉
1. 日本褥瘡学会 編：在宅褥瘡予防・治療ガイドブック第3版. 照林社, 東京, 2015.

表1　慢性期の深い褥瘡に対するDESIGN-R®/DESIGN-R®2020に基づいたドレッシング材の選択（五十音順）

Necrotic tissue（壊死組織）N→n	Inflammation/Infection（炎症/感染）I→i	Exudaate（滲出液）E→e	Granulation（肉芽形成）G→g	Size（大きさ）S→s	Pocket（ポケット）P→（−）
※外科的デブリードマン、壊死組織除去作用を有する外用薬の使用を優先する	※（I）の場合、感染抑制作用を有する外用薬を推奨				※ポケット内に壊死組織がある場合は、まず創面の清浄化を図る
	アルギン酸塩	滲出液が多い　アルギン酸塩	アルギン酸塩	アルギン酸塩	滲出液が多い　アルギン酸塩
		滲出液が多い　アルギン酸/CMC		アルギン酸/CMC	
		滲出液が多い　アルギン酸フォーム		アルギン酸フォーム	
	アルギン酸Ag		臨界的定着の疑い　アルギン酸Ag	アルギン酸Ag	滲出液が多い　アルギン酸Ag
		滲出液が多い　キチン	キチン		
		滲出液が少ない　ハイドロコロイド	ハイドロコロイド		
		滲出液が少ない　ハイドロジェル		ハイドロジェル	
ハイドロジェル		滲出液が多い　ハイドロファイバー®	ハイドロファイバー®		滲出液が多い　ハイドロファイバー®（銀含有製材を含む）
	銀含有ハイドロファイバー®		臨界的定着の疑い　銀含有ハイドロファイバー®	銀含有ハイドロファイバー®	
		滲出液が多い　ハイドロファイバー®/ハイドロコロイド	ハイドロファイバー®/ハイドロコロイド		
		滲出液が多い　ハイドロポリマー	ハイドロポリマー		
		滲出液が多い　ポリウレタンフォーム	ポリウレタンフォーム		
		滲出液が多い　ポリウレタンフォーム/ソフトシリコン	ポリウレタンフォーム/ソフトシリコン		

推奨度B　　推奨度C1　　推奨度C2

［推奨度の分類］

A　：十分な根拠*があり、行うよう強く勧められる	C2　：根拠がないので、勧められない
B　：根拠があり、行うよう勧められる	D　：無効ないし有害である根拠があるので、行わないよう勧められる
C1　：根拠は限られているが、行ってもよい	

＊根拠とは臨床試験や疫学研究による知見を指す

日本褥瘡学会学術教育委員会ガイドライン改訂委員会：褥瘡予防・管理ガイドライン（第4版）. 褥瘡会誌 2015；17（4）：487-557. を元に作成

日本褥瘡学会 編：褥瘡ガイドブック 第2版. 照林社, 東京, 2015：35. より一部改変

表2 DESIGN-R®2020 褥瘡状態評価表

(今回の改定で変更された箇所を青字で示した)

カルテ番号（　　　　　　　　）
患者氏名　（　　　　　　　　）

	月日	／	／	／	／	／	／

Depth*1　深さ　創内の一番深い部分で評価し、改善に伴い創底が浅くなった場合、これと相応の深さとして評価する							
d	0	皮膚損傷・発赤なし	D	3	皮下組織までの損傷	
				4	皮下組織を超える損傷	
	1	持続する発赤		5	関節腔、体腔に至る損傷	
				DTI	深部損傷褥瘡（DTI）疑い*2	
	2	真皮までの損傷		U	壊死組織で覆われ深さの判定が不能	

Exudate　滲出液						
e	0	なし	E	6	多量：1日2回以上のドレッシング交換を要する	
	1	少量：毎日のドレッシング交換を要しない				
	3	中等量：1日1回のドレッシング交換を要する				

Size　大きさ　皮膚損傷範囲を測定：[長径（cm）×短径*3（cm）]*4						
s	0	皮膚損傷なし	S	15	100以上	
	3	4未満				
	6	4以上　　16未満				
	8	16以上　　36未満				
	9	36以上　　64未満				
	12	64以上　　100未満				

Inflammation/Infection　炎症/感染						
i	0	局所の炎症徴候なし	I	3C*5	臨界的定着疑い（創面にぬめりがあり、滲出液が多い。肉芽があれば、浮腫性で脆弱など）	
	1	局所の炎症徴候あり（創周囲の発赤・腫脹・熱感・疼痛）		3*5	局所の明らかな感染徴候あり（炎症徴候、膿、悪臭など）	
				9	全身的影響あり（発熱など）	

Granulation　肉芽組織						
g	0	創が治癒した場合、創の浅い場合、深部損傷褥瘡（DTI）疑いの場合	G	4	良性肉芽が創面の10%以上50%未満を占める	
	1	良性肉芽が創面の90%以上を占める		5	良性肉芽が創面の10%未満を占める	
	3	良性肉芽が創面の50%以上90%未満を占める		6	良性肉芽が全く形成されていない	

Necrotic tissue　壊死組織　混在している場合は全体的に多い病態をもって評価する						
n	0	壊死組織なし	N	3	柔らかい壊死組織あり	
				6	硬く厚い密着した壊死組織あり	

Pocket　ポケット　毎回同じ体位で、ポケット全周（潰瘍面も含め）[長径（cm）×短径*3（cm）]から潰瘍の大きさを差し引いたもの						
p	0	ポケットなし	P	6	4未満	
				9	4以上16未満	
				12	16以上36未満	
				24	36以上	

部位　[仙骨部、坐骨部、大転子部、踵骨部、その他（　　　　　　　　）]　　合計*1

*1　深さ（Depth：d/D）の点数は合計には加えない
*2　深部損傷褥瘡(DTI)疑いは、視診・触診・補助データ（発生経緯、血液検査、画像診断等）から判断する
*3　"短径"とは"長径と直交する最大径"である
*4　持続する発赤の場合も皮膚損傷に準じて評価する
*5　「3C」あるいは「3」のいずれかを記載する。いずれの場合も点数は3点とする

©日本褥瘡学会
http://jspu.org/jpn/info/pdf/design-r2020.pdf

外用薬——
"これだけ知って"選択の基準

髙橋愼一

●POINT●

- 外用薬はステロイドなどの薬効のある"主薬"と、軟膏などの薬効のない"基剤"から成り立っている
- 急性期褥瘡と浅い褥瘡では、創面の保護と湿潤環境の維持が重視される
- 深い褥瘡などの慢性創傷では、治癒を阻害している要因は何かを判断し、最優先の阻害要因を排除するのに有効な主薬の機能を決定する

POINT 1　看護師が外用薬について 知っておかなければならない理由

　超高齢社会を迎えたわが国では、高齢者の受診あるいは入院が急速に増えています。高齢者は、加齢に伴って皮膚が萎縮し、弾力性が低下し、軽微な外力でも創傷を形成しやすくなっています。また、脳梗塞などADLが低下するさまざまな疾患によって褥瘡を合併することも多いです。したがって、看護師が褥瘡・創傷をケアする機会は今後ますます増えていくでしょう。

　病院や在宅の現場では、最初に創傷・褥瘡を発見するのも、また最初に皮膚潰瘍の治療経過で異変に気づくのも、看護師の場合が多いのです。その際、創傷を専門とする医師や看護師に相談する前に、現場の看護師が初期対応をし、専門職と相談しながらケアを進めなければなりません。

　初期対応などでは、まず外用薬が選択されることが多くあります。そのため、どの看護師もある一定の外用療法に関する知識を得ておく必要があります。

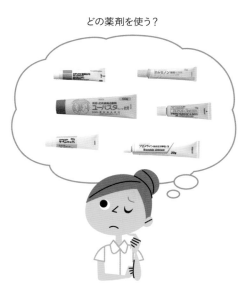

どの薬剤を使う？

POINT 2 褥瘡・創傷の外用療法においては、"基剤"の選択が重要

外用薬というと、ステロイドや抗生物質など、配合されている薬剤の効果に注目することが多いと思います。これを"主薬"といいます。一方、軟膏、クリーム、ローションなどの名称もよく聞かれます。これらが、配合されている薬剤を保持して薬効を発揮させるための"基剤"のことです。基剤はそれ自体は薬効がありません。すなわち、外用薬はステロイドなど、配合されている"主薬"と、軟膏などの薬効のない"基剤"から成り立っているのです（図1）。

詳細は後述しますが、皮膚潰瘍の治療においては創の適切な湿潤状態が必須で、創面が湿り過ぎても乾き過ぎても治りにくいとされています。したがって、褥瘡などの創傷の治療では、上皮（表皮）が欠損し、外用薬が直接創面に接することから、湿潤状態に影響する基剤が特に重要とされています。外用薬を選択する際には、"主薬"のみならず"基剤"は何かを知って使用してください。

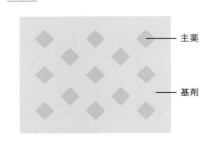

図1 **外用薬の構成：主薬と基剤**

― 主薬
― 基剤

POINT 3 知っておこう！滲出液の量により選択される基剤の分類と機能

創傷治療に使用される外用薬の基剤には、油分のみで水となじまない"疎水性基剤（油脂性基剤）"と水と混じることができる"親水性基剤"があります。さらに、後者は水と油を界面活性剤で混じた"乳剤性基剤"とマクロゴールに代表される水分を吸収して溶解する"水溶性基剤"に分類されます。乳剤性基剤のうち、水分の中に油分を含むものは"水中油型（O/W型）"で親水クリーム*、油分の中に水分を含むものは"油中水型（W/O型）"で吸水クリーム*に代表されます（図2）。乳剤性基剤はいわゆるクリームですが、商品によってはオルセノン®軟膏0.25%のように基剤がクリームでも軟膏と表示されている例があるので注意が必要です。

各基剤の機能と皮膚潰瘍治療における役割は、以下の通りです。

疎水性基剤

疎水性基剤は水分となじまず、少量の滲出物を創面にとどめて保湿、保護効果を示します（図3）。したがって、滲出が適正な状態の創、すなわち創傷治療の最終段階で創の上皮化目的に用いられます。

乳剤性基剤

乳剤性基剤のうち、水中油型は乾燥し

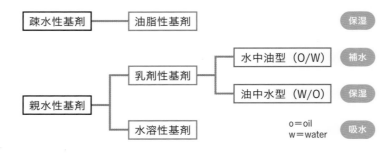

図2 **基剤の分類早見図**

| 疎水性基剤 | ── 油脂性基剤 | 保湿 |

乳剤性基剤 ── 水中油型（O/W） 補水
親水性基剤 ── 油中水型（W/O） 保湿
水溶性基剤 吸水

o＝oil
w＝water

*：『第十六改正日本薬局方』で、それぞれ「親水軟膏」「吸水軟膏」より変更。

た創面に水分を補給します（**図4**）。すなわち、滲出の少ない乾燥した創面が適応になります。逆に水分が過剰となって浸軟しないように注意が必要です。一方、油中水型は含有する水分が少なく補水機能は弱く、疎水性基剤と同様に保湿、保護機能を有し、滲出が適正な創に用いられます（**図5**）。

水溶性基剤

水溶性基剤は滲出液を吸収します（**図6**）。そのため、滲出液の多い創が適応になります。滲出が少なくなり創が乾燥しないように注意が必要です。

主に創傷治療に使用される外用薬を基剤で分類すると**表1**のようになります。

最近、基剤の特性により吸水機構は2種類あることがわかっています。1つは浸透圧により組織から吸水する能動的吸水で、ポビドンヨード・シュガー（ユーパスタコーワ軟膏）があります。これは、創の浮腫を改善するのに適しています。もう1つは創面から溢れた滲出液を吸収する受動的吸水で、ヨウ素（ヨードコート®軟膏0.9％）やカデキソマー・ヨウ素（カデックス®軟膏0.9％）があります。これは、創の湿潤状態を保ち、滲出液を吸収したい場合に用います[1]。

図3 油脂性基剤による保湿・保護

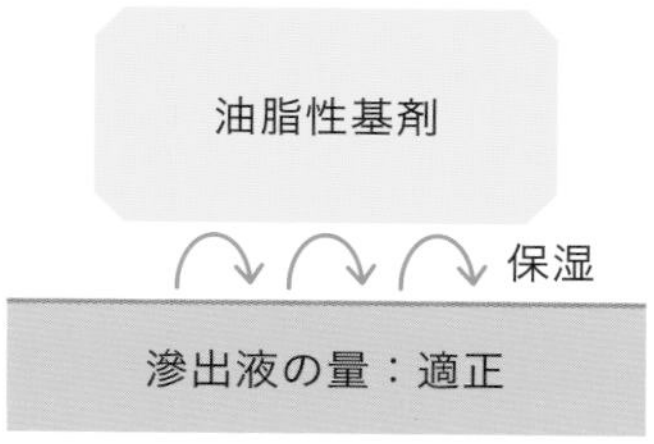

油脂性基剤

↷↷↷ 保湿

滲出液の量：適正

図4 乳剤性基剤（水中油型O/W）による補水

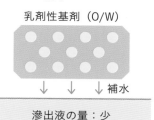

乳剤性基剤（O/W）

↓↓↓ 補水

滲出液の量：少

図5 乳剤性基剤（油中水型W/O）による補水

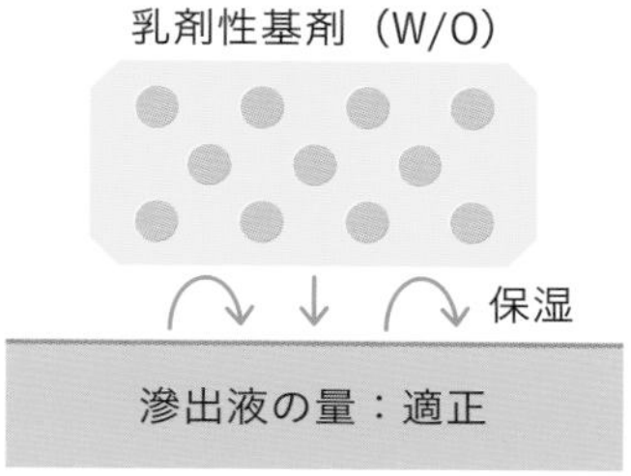

乳剤性基剤（W/O）

↷↓↷ 保湿

滲出液の量：適正

図6 水溶性基剤による吸水

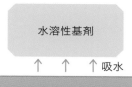

水溶性基剤

↑↑↑ 吸水

滲出液の量：多

表1 外用薬の基剤による分類と機能

分類			基剤の機能	基剤の種類	外用薬（代表的な製品）
疎水性基剤	油脂性基剤		保湿	白色軟膏（ワセリンなど） 白色ワセリン、精製ラノリン プラスティベース	亜鉛華軟膏 アズノール®軟膏0.003％ プロスタンディン®軟膏0.003％
親水性基剤	乳剤性基剤	水中油型（O/W）	補水	多種類の添加物による乳剤性軟膏	オルセノン®軟膏0.25％ ゲーベン®クリーム1％
		油中水型（W/O）	保湿	多種類の添加物による乳剤性軟膏	リフラップ®軟膏5％*
	水溶性基剤		吸水	マクロゴールなど	アクトシン®軟膏3％ カデックス®軟膏0.9％ ブロメライン軟膏5万単位/g ユーパスタコーワ軟膏 ヨードコート®軟膏0.9％

日本褥瘡学会 編：褥瘡ガイドブック 第2版. 照林社, 東京, 2015：31. より一部改変

＊リフラップ®軟膏5％は2020年3月に終売

創傷治療で期待される薬効を示す主薬の機能的分類

褥瘡・創傷に用いられる外用薬の主薬の機能は、壊死の除去、感染の制御、湿潤の調整（吸水、保湿、補水）、肉芽形成促進、上皮化促進に分類されます。後で詳細をお示ししますが、治療を開始するとき、創傷は壊死か、感染が主要な問題か、肉芽形成が不十分かなどにより、必要な機能を考えて主薬を選択します。

主に褥瘡・創傷に用いられる外用薬の主薬の機能別分類と特記すべき特徴などについて**表2**に示します。

壊死組織除去作用・抗菌作用

壊死組織の除去作用があるのはカデックス®軟膏0.9%、あるいはブロメライン（ブロメライン軟膏5万単位/g）の含有する蛋白分解酵素があります。スルファジアジン銀（ゲーベン®クリーム1%）の場合は主薬ではなく基剤の補水による壊死の融解促進によって壊死の除去が促進されます。抗菌作用を有する薬剤は大きくヨウ素系製剤と銀製剤に分類されます。

肉芽形成・上皮化促進作用

肉芽形成促進作用を有する薬剤は多数ありますが、ブクラデシンナトリウム（アクトシン®軟膏3%）やアルプロスタジル アルファデクス（プロスタンディン®軟膏0.003%）、リゾチーム塩酸塩（リフラップ®軟膏5%）は上皮化促進作用も有します。トラフェルミン（フィブラスト®スプレー250／スプレー500）は基剤がスプレーのため、単独では湿潤環境の維持ができないので、さらに別の軟膏外用を必要とします。

前項と合わせ、各外用薬の主薬と基剤を理解することが治療上きわめて重要です。

表2 褥瘡・創傷に用いられる外用薬の主薬の分類と機能

商品名		主薬	薬理作用
抗菌効果			
カデックス®軟膏0.9%		カデキソマー・ヨウ素	抗菌効果と壊死除去効果を併せもつ
ヨードコート®軟膏0.9%		ヨウ素	抗菌効果（滲出液を吸収し創面の湿潤保持）と潰瘍治癒促進効果
ユーパスタコーワ軟膏		ポビドンヨード・シュガー	ポビドンヨードによる滅菌効果と白糖による創傷治癒効果
ゲーベン®クリーム1%		スルファジアジン銀	幅広い病原菌に有効。特に緑膿菌に強い抗菌効果

（次頁につづく）

商品名		主薬	薬理作用
壊死組織の除去			
ブロメライン軟膏5万単位/g		ブロメライン	蛋白分解酵素
カデックス®軟膏0.9%		カデキソマー・ヨウ素	抗菌効果と壊死除去効果を併せもつ
（ゲーベン®クリーム1%）		水中油型(O/W)乳剤性軟膏	（基剤の保水効果により壊死組織が融解）
肉芽形成・上皮化促進			
アクトシン®軟膏3%		ブクラデシンナトリウム	肉芽形成と上皮化促進
プロスタンディン®軟膏0.003%		アルプロスタジル アルファデクス	肉芽形成と上皮化促進
オルセノン®軟膏0.25%		トレチノイン トコフェリル	肉芽形成促進
リフラップ®軟膏5%*		リゾチーム塩酸塩	肉芽形成と上皮化促進
フィブラスト®スプレー250／スプレー500		トラフェルミン	肉芽形成促進
その他			
亜鉛華軟膏		酸化亜鉛	抗炎症作用（むしろ基剤の保護効果が重要）
アズノール®軟膏0.033%		ジメチルイソプロピルアズレン	抗炎症作用（むしろ基剤の保護効果が重要）

＊リフラップ®軟膏5%は2020年3月に終売

褥瘡・創傷の局所の創の評価と治療方針から外用薬の選択へ

褥瘡の経時的変化と分類

褥瘡は圧迫、ずれなどの障害を受けたとき、まず、発赤、紫斑、水疱、びらんなどを生じます。

最初の1〜3週間くらいは症状が不安定で、どの程度の障害になるか定まらない時期があります。これが急性期褥瘡です。

その後、真皮までの損傷で比較的すみやかに治る浅い褥瘡と皮下脂肪織以下の深い褥瘡に分類されます（**図7**）。

急性期褥瘡と浅い褥瘡に用いられる外用薬

急性期褥瘡では、創面の保護と湿潤環境を維持しつつ、創の性状を毎日観察することが重要です。また、浅い褥瘡においても創面の保護と湿潤環境の維持が重視されます。したがって、両者ともに保護、保湿の機能がある白色ワセリン、ジメチルイソプロピルアズレン（アズノー

ル®軟膏0.033％）などが用いられます（**図8**）。さらに、浅い潰瘍などで真皮の肉芽増殖を目的とする場合は、プロスタンディン®軟膏やアクトシン®軟膏など

も用いられます（**図9**）。ただし、感染を疑う所見がある場合は、感染制御を目的とするゲーベン®クリームなどが用いられます（**図10**）。

図7 急性期褥瘡と慢性期褥瘡

急性期褥瘡

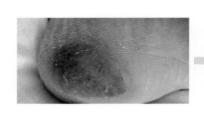

慢性期褥瘡

浅い褥瘡

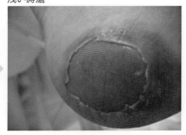

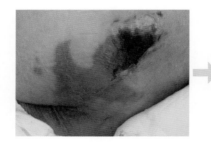

深い褥瘡

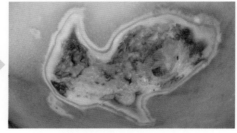

図8 発赤、水疱、びらんを伴う急性期褥瘡

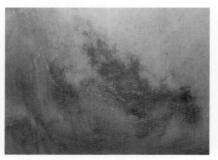

図9 真皮レベルの潰瘍形成した浅い褥瘡

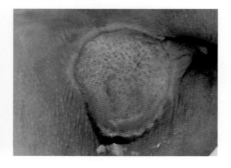

図10 感染の疑いがある急性期褥瘡

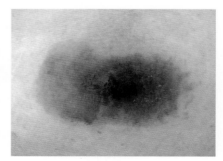

深い褥瘡に用いられる外用薬の選択方法

深い褥瘡の外用薬による治療の概略を**図11**に示します。深い褥瘡などの慢性創傷では、正常な治癒機転が働かずに停滞し、治らない状態となっています。この治らない創傷を治療に反応する創傷に変えていくことを創面環境調整（wound bed preparation：WBP）といい、排除すべき4つの項目が提示されています。それぞれの頭文字をとってTIMEといいます。

T（Tissue non-viable or deficient）は壊死組織・活性のない組織、I（Infection or Inflammation）は感染または炎症、M（Moisture imbalance）は湿潤の不均衡、E（Edge of wound-non advancing or undermined epidermal margin）は創辺縁の表皮伸展不良あるいは表皮の巻き込み（ポケットの解消な

ど）です。

治療の優先順位としてはT→I→M→Eの順とされています。すなわち、治癒を阻害している要因は何かを判断し、最優先の阻害要因を排除するのに有効な主薬の機能を決定します。さらに滲出液の量を評価して基剤の種類を決め、最も適切な組み合わせから外用薬を選択します。治療経過とともに創の色調も変わってきます。これが色調による分類です。あくまで目安ですが、初心者にはわかりやすいので提示しました。

治療の前半ではT（壊死の除去）、I（感染の制御）が重要で、これらの機能を有する表2の抗菌効果および壊死の除去の機能を有する外用薬が選択されます。

壊死と感染が排除された治療の後半では、赤色の肉芽が主体の創傷になるので、治療の目的は、適切な湿潤環境を維持して良好な肉芽を形成し、上皮化を促進することになります。これがmoist wound

healing（湿潤環境下療法：MWH）です。また、MWHの概念は急性期褥瘡や浅い褥瘡にも適応されます。MWHを目的とする場合、すなわちM前半（赤色期）やM後半（白色期）では、表2の肉芽形成・上皮化促進の機能を有する外用薬や創面の保護目的の亜鉛華軟膏やアズノール®軟膏などが選択されます。

また、E（創辺縁の管理：ポケット）では図11に示した薬剤を選択します。

滲出液の量を評価する

前述のように、外用薬の基剤は滲出液の量で決定されます。したがって、適切な滲出液の量の評価が必要です。滲出液の量はガーゼの交換回数と肉芽および創周囲の皮膚の状態で判断します。ガーゼ交換回数は通常1回であり、2回以上必要な場合は多いと判断されます。また、

図11　深い褥瘡・創傷の外用薬による治療概略

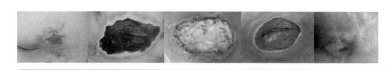

| 色調分類 | 急性期 | 黒色期 | 黄色期 | 赤色期 | 白色期 | 治癒 |

治療方針
- T：壊死組織の除去
- I：感染の制御
- M：湿潤環境の維持
- E：創辺縁の管理（ポケット）
- 創面の保護

T：表2の壊死組織を除去する効果のある外用薬
I：表2の抗菌効果を有する外用薬
M（赤色期）：表2の肉芽形成・上皮化促進の機能を有する外用薬
E：ポビドンヨード・シュガー（ユーパスタコーワ軟膏）
　トラフェルミン（フィブラスト®スプレー250／スプレー500）
　トレチノイン トコフェリル（オルセノン®軟膏0.25%）

立花隆夫, 宮地良樹：褥瘡治癒のメカニズム. 臨床栄養 2003；103（4）：353-356. を参考に作成

図12 滲出液が過剰な創

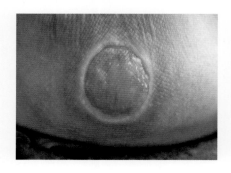

図13 乾燥した創

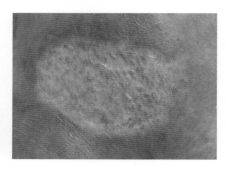

滲出液がほとんどつかないような場合は逆に少ないと判断します。肉芽の性状については、滲出が多いと白色がかり、浮腫状となり、周囲の皮膚が浸軟することが多いです（**図12**）。一方、乾燥すると光沢がなくなります（**図13**）。

主薬と基剤の組み合わせから深い褥瘡・創傷の外用薬の選択へ

褥瘡の治癒理論をふまえて、滲出液の量から基剤の種類、主たる治療目的から主薬の機能を選択して組み合わせると、最適な外用薬の選択が可能になります。**表3**（p.31）にその概要を示します。

壊死の除去が目的の場合、滲出液が少なければゲーベン®クリーム、滲出液が多いとカデックス®軟膏、あるいはブロメライン軟膏などが適応となります。感染の制御に対して、滲出が少なければ（通常、壊死を伴います）、ゲーベン®クリーム、滲出が多いとユーパスタコーワ軟膏、ヨードコート®軟膏などを選択します。

一方、壊死・感染が排除され、肉芽形成や創縮小をめざす場合は、滲出液が少なければオルセノン®軟膏、滲出液が適正な場合はプロスタンディン®軟膏、リフラップ®軟膏など、滲出液が多い場合はユーパスタコーワ軟膏、アクトシン®軟膏などが適応となります。また、ポケットが形成され、創縁の治癒が遅れている場合、滲出液が少なければオルセノン®軟膏、多い場合はユーパスタコーワ軟膏などが用いられます。

〈引用文献〉
1．日本褥瘡学会 編：褥瘡ガイドブック 第2版．照林社，東京，2015：29-33，43-82．
2．立花隆夫，宮地良樹：褥瘡治癒のメカニズム．臨床栄養 2003；103（4）：353-356．

〈参考文献〉
1．古田勝経：薬剤師の視点を生かす 褥瘡の病態評価と薬物療法．じほう，東京，2012．
2．立花隆夫，今福信一，入澤亮吉，他：褥瘡診療ガイドライン．日皮会誌 2011；121（9）：1791-1839．

表3　深い褥瘡の治療方針と創面（例）および外用薬の選択基準

創面の状態	滲出液　多い場合	滲出液　適正・少ない場合
壊死	 カデックス®軟膏0.9％、ユーパスタコーワ軟膏、 ブロメライン軟膏5万単位/g	
感染	 カデックス®軟膏0.9％、ユーパスタコーワ軟膏、 ヨードコート®軟膏0.9％	感染で滲出液が少ない場合、懐死を伴っている ゲーベン®クリーム1％
赤色肉芽	 アクトシン®軟膏3％、ユーパスタコーワ軟膏	 プロスタンディン®軟膏0.003％、オルセノン®軟膏0.25％、 フィブラスト®スプレー250／スプレー500
ポケット	 ユーパスタコーワ軟膏	 オルセノン®軟膏0.25％、 フィブラスト®スプレー250／スプレー500

気をつけたい！誤った「外用薬」の使用
医師の立場からみた気をつけたいポイント

髙橋愼一

● POINT ●

- 壊死や感染の徴候が残存している状態で、肉芽形成や上皮化を促す外用薬を使用することは避ける
- 滲出物が少ない状況で吸水性基剤の外用薬を用いると、ますます創面の乾燥が進んで創傷治癒が阻害される
- 創周囲に発赤を生じた場合は、感染などの他に接触皮膚炎の可能性も考慮する

褥瘡・創傷治療では、創の状態は時間とともに変化し、これまで効果を発揮していた外用薬も変更しなければならないことも多いです。また、選択した外用薬が予想した病態と異なるため、有効ではない、あるいは悪化させることもあります。ここでは、医師の立場から外用薬の変更の徴候を見落としたり、タイミングがずれたりしないよう、気をつけたいポイントを示します。

POINT 1 壊死の除去、感染の制御などを目的とする外用薬から、肉芽形成・上皮化促進目的の外用薬への変更のタイミングを誤らない！

前項で示したように、創傷治療前半ではWBP（wound bed preparation：創面環境調整）を目的として、壊死の除去、感染のコントロールを行います。当初、黒色から黄色の壊死であった創面は次第に良好な肉芽の創床に置き換えられてきます。また、発赤、腫脹などの感染徴候も徐々に軽快していきます。

しかし、一部に良好な肉芽が形成されているとしても、壊死や感染の徴候が残存している状態で肉芽形成や上皮化を促す外用薬を使用することは避けなければなりません。もし、そのような状態で外用薬を変更しても、肉芽形成が促進されないばかりか、抗菌薬による感染防止効果がなくなり、残存する壊死から感染が誘発される可能性もあります。特にポケットでは、奥の壊死などがよくわからない場合があり、見落とさないよう注意が必要です。

図1は外傷後下腿潰瘍の症例で、一部に紅色の良好な創床が形成されているものの、黄色壊死の部分も残っている状態です。この状態では、もうしばらくこれ

図1 外傷後下腿潰瘍

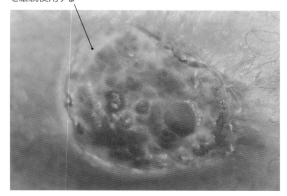

まだ黄色壊死部分が多く残っている。壊死の除去に有効な外用薬を継続使用する

図2 仙骨部の大きな褥瘡

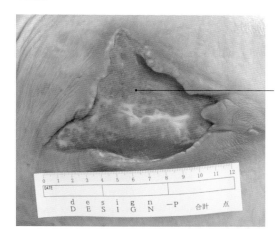

WBPが終了して赤色の肉芽を形成した。カデックス®軟膏0.9％使用のため、創傷は乾燥ぎみである

までのようにスルファジアジン銀（ゲーベン®クリーム1％）を継続使用すべきです。

しかし、逆に、壊死組織除去、感染制御などを目的とする外用薬を漫然と使用し続けないことも重要です。

例えば、ゲーベン®クリームは緑膿菌などに強い効果がありますが、肉芽形成を阻害する作用があります。また、ヨード系の抗菌薬はポビドンヨード・シュガー（ユーパスタコーワ軟膏）を除き肉芽形成作用・上皮化促進作用はなく、滲出液を吸収する作用があるため創が乾燥しやすいのです。したがって、これらの薬剤を使用し続けると、肉芽形成促進や湿潤環境の維持が困難となり、創傷治癒が阻害されます。

図2は、仙骨部に皮下膿瘍を形成、敗血症となった重症の褥瘡です。外科的デブリードマンとカデキソマー・ヨウ素（カデックス®軟膏0.9％）を使用して、壊死はほとんどみられません。肉芽は乾燥気味であるので、このままカデックス®軟膏は継続使用してはいけません。例えばアルプロスタジル アルファデクス（プロスタンディン®軟膏0.003％）やトレチノイン トコフェリル（オルセノン®軟膏0.25％）などに変更すべきです。

POINT 2　肉芽や創周囲の状態を無視して外用薬を継続使用しない！

創傷治癒の条件として湿潤環境の維持は重要です。それは、第1に創傷治療の後半で適切な湿潤環境により肉芽形成、上皮化が促されること、第2に外用薬の使用においては、適切な湿潤環境にないと主薬の効果も発揮されないからです。創傷の滲出物が少ない状況で吸水性基剤の外用薬を用いると、ますます創面の乾燥が進んで創傷治癒が阻害されます。

特に、ユーパスタコーワ軟膏は白糖を含み、肉芽形成作用もあり、創床が整った場合でも使用する場合がありますが、吸水作用が強いので、使用中は創床が乾燥しすぎないか注意する必要があります。

図3は殿部の褥瘡でヨウ素軟膏（ヨードコート®軟膏0.9％）を使用していました。創面が乾燥しすぎており、このまま継続使用してはいけません。症例では一時的にゲーベン®クリームに変更し、改善しました。

逆に、滲出液が多すぎて創が過湿潤になっても創傷治癒は阻害されます。このような状況はガーゼの交換回数などでも判断できますが、創面では肉芽が浮腫状になることからも判断されます。このような創では、滲出液の量を増加させる親水性軟膏基剤の外用薬は使用してはいけません。

また、創の過湿潤は親水性軟膏を基剤とするゲーベン®クリームやオルセノン®軟膏を使用している過程で生じることもあります。

図4は殿部の褥瘡でゲーベン®クリーム使用中です。創が過湿潤のため、肉芽が浮腫状で創周囲が浸軟しています。ゲーベン®クリームを中止して吸水効果のある水溶性基剤のユーパスタコーワ軟膏などに変更する必要があります。

図3 左殿部の褥瘡

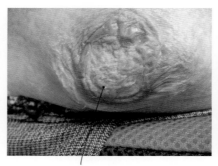

ヨードコート®軟膏0.9％使用中に創面が乾燥し、上皮化が阻害されている

図4 左殿部の褥瘡（図3と同一症例）

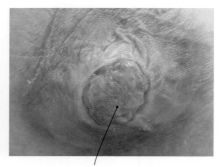

ゲーベン®クリーム使用中に肉芽が浮腫状となり創周囲が浸軟している

POINT 3　外用薬による接触皮膚炎を見逃さない!

皮膚潰瘍の外用療法で注意しなければならないことは、接触皮膚炎（いわゆる"かぶれ"）を生じる可能性があることです。創周囲に発赤を生じた場合、感染などの他に接触皮膚炎の可能性も考慮すべきです。

図5は、うっ滞性皮膚潰瘍の創部にバラマイシン®軟膏を外用した後に生じた皮膚炎です。バラマイシン®軟膏は白色ワセリンにバシトラシンとフラジオマイシンを含有する抗菌外用薬です。フラジオマイシンはさまざまな外用薬に含有されていて、接触皮膚炎を生じやすいことが知られています。この症例でも、おそらくフラジオマイシンによるものと考えました。可能なら、確定診断のための外用薬のパッチテストを施行します。本症例ではパッチテストを施行できず、今後この軟膏以外にフラジオマイシンを含有する外用薬を使用禁止とし、さらにバシトラシンによる過敏症の可能性も考え、ゲンタシンを含有する軟膏も使用禁止としました。

図5 うっ滞性皮膚潰瘍の創部におけるバラマイシン®軟膏による接触皮膚炎

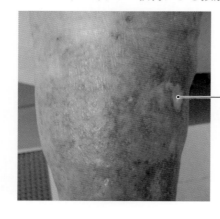

右下腿内側に小さな潰瘍があり、その周囲に広範に鱗屑を伴う紅斑がみられる

気をつけたい！誤った「外用薬」の使用
看護師の立場からみた気をつけたいポイント

中西由香

- 創内および創周囲に、外用薬の洗い残しがないように注意する
- 適切な湿潤環境を保つために、外用薬の種類に応じた適切な使用量を守る
- 外用薬が創部に密着するように、ドレッシング材で保護し固定を行う
- 薬剤の品質を保持するために、外用薬の保管方法、使用期限を守る

外用薬は、正しく使用することで効果が最大限に発揮され、創傷治癒が促進されます。しかし、使用方法が適切でないと創面を適切な湿潤環境に保つことができ

きず治癒が妨げられ、創周囲の皮膚障害を起こすことにもつながります。臨床の場でよく目にする誤った外用薬の使用について、看護師の立場から正しい外用薬

の使用方法、管理のポイントについて示します。

外用薬の洗浄不足による創感染を予防する

創内部をしっかり洗浄して外用薬を残さない

創部は清潔に保たれていないと創傷治癒が遅延します。また、創周囲についても皮膚の角質や滲出液、外用薬が汚れとなって皮膚に固着し、細菌の温床になることがあるため、皮膚を清潔に保ち、バ

リア機能を維持することが創傷治癒を促進するうえで重要です。

ポケットを有する創傷の場合は、銀やヨウ素を含有する軟膏を用いられることが多いです。カデックス®軟膏やデブリサン®ペーストは、基剤がポリマービーズで構成されています。このポリマービーズは滲出液とともに細菌などを吸収す

る作用があり、洗浄が不十分な場合、細菌などが付着したカデキソマーが創内部に残存することで感染を悪化させることがあるため、しっかりと創内部を洗浄し、外用薬を残さないことが大切です（図1）。

洗浄は1日1回、あるいは汚染されたときやドレッシング材を交換するときに

行います。外用薬や洗浄剤が創の中に残らないように、十分な量の微温湯で洗い流します。

ポケットがある褥瘡を洗浄する際の患者の体位は、左側臥位で行った次の日は右側臥位になるようにするなど、毎回同じ体位で処置を行わないことで洗い残しがないように工夫します。創部のポケットが大きい場合は、処置のしやすさを考慮してポケット切開が行われることもあります。切開することで洗浄しやすく、外用薬が塗布しやすくなります（**図2**）。

図1　洗浄不足の創（左）・薬剤が付着した創（右）

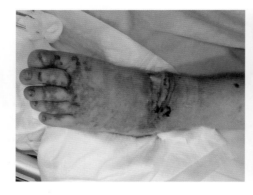
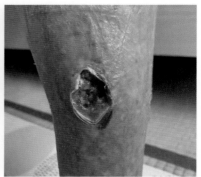

図2　ポケット切開された仙骨部の褥瘡

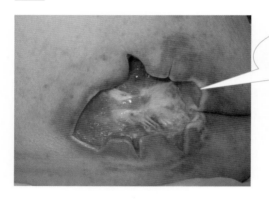

ポケットを切開することで、創内部の洗浄や外用薬の塗布がしやすくなる

外用薬の種類に応じた適切な使用量を守り創の過湿潤と乾燥を防ぐ

外用薬の特性を理解し、適切な使用量を守る

外用薬を用いて治療するうえで、創面の大きさや状態により十分な量を使用しないと、適度な湿潤環境を整えることができません。

外用薬の使用量は、創傷処置を行う人によってバラつきが非常に大きく、統一した処置方法を実施するためには、1回の適切な量について、処置を行う患者家族や看護師へしっかりと伝えることが大切です。

保険適応のある外用薬のなかで、適切な使用量について添付文書に明記されているのは、カデックス®軟膏、ゲーベン®クリーム、デブリサン®ペースト、ヨードコート®、フィブラスト®スプレー）の5種類であり、それ以外は「適量を患部に塗布する」といったように明確な1回使用量が決まっていないのが現状です。

創面の滲出液の状態は病期に関係なく大切な情報であり、外用薬の特性を理解し、適切な使用量を守り、ガーゼ交換の回数を増やす必要があるのか、被覆しているドレッシング材は滲出液を適切に吸収できるものを選択できているのかを評価していく必要があります（**図3**）。

図3 観察のポイント

滲出液が適切にコントロールされ、
創が赤色肉芽で覆われている
→湿潤環境が適切

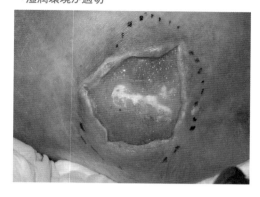

POINT
● 外用薬の使用量は適切か
● ガーゼ交換の回数を増やす必要があるか
● 被覆しているドレッシング材が適切か

創周囲から上皮化が進んできているが、滲出液が多く
肉芽が浮腫状、創周囲に浸軟がみられる
→過湿潤

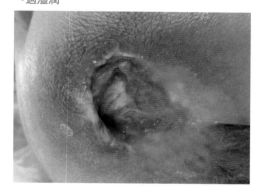

滲出液が減少し創部が乾燥したため、
ガーゼが固着している
→湿潤環境が保たれていない

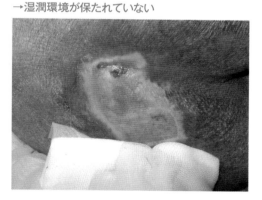

外用薬の特性と注意点

1）カデックス®軟膏、デブリサン®ペースト、ヨードコート®

　基剤がポリマービーズで構成されているため洗浄が不十分となりやすく、ポケットがある創傷には不向きな外用薬になります。

　ポケットがある創傷では、創の深さを十分に考慮して充填し、その上に約3mmの厚さで塗布するように使用します（図4）。

図4 ポケットがある創への充填

✕ 創全体に充填できていない

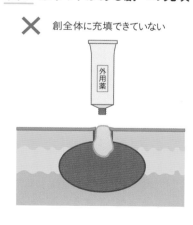

外用薬

◯ 外用薬を創全体に充填する

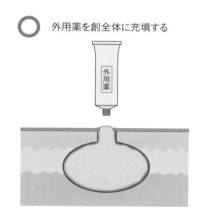

外用薬

2）ゲーベン®クリーム

　水分含有量の多いゲーベン®クリームは、抗菌効果および壊死組織除去目的で使用される外用薬です。硬い黒色壊死組織が残存している創部は、壊死組織の表面にメスで格子状に切り込みを入れておくと、ゲーベン®クリームが浸透しやすくなり、壊死組織の自己融解が進み、外科的デブリードマンが行いやすくなります（**図5**）。

　ガーゼに吸水される量と創の深さを十分に考慮してゲーベン®クリームを充填し、かつその上に約3mmの厚さで塗布します（**図6**）。

3）フィブラスト®スプレー

　フィブラスト®スプレーは、1日1回、潰瘍面から約5cm離して5噴霧します。薬剤が接触してから細胞に吸着するまで30秒必要であり、30秒待ってからガーゼ等で保護を行います。

　フィブラスト®スプレーは肉芽増殖期に使用される外用薬です。肉芽と壊死組織が混在している創部もありますが、壊死組織の上に散布しても効果が得られません。ポケットがある創部では、奥まで薬剤が行き渡るように噴霧し浸透させます。

4）プロスタンディン®軟膏

　プロスタンディン®軟膏は、大量投与（1日塗布量として10gを超える）を避ける必要があります。創部が広範囲で大量投与する場合は、全身投与した場合と同様の症状がで出ることがあるため、血圧や脈拍に異常がないか観察します。

5）ブロメライン®軟膏

　ブロメライン®軟膏は水分の存在で効果を発現するため、乾いた創では効果が

図5　黒色壊死組織には格子状に切り込みを入れる

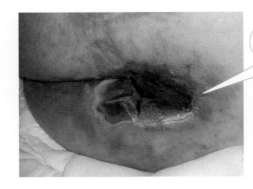

薬剤が浸透しやすくなることで壊死組織の自己融解が進み、外科的デブリードマンが行いやすくなる

図6　創全体にゲーベン®クリームを充填

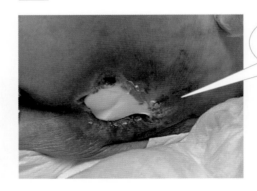

ガーゼに吸水される量と創の深さを十分に考慮して充填し、その上に約3mmの厚さで塗布する

図7　創の乾燥を防ぎ、創周囲の皮膚を保護するための工夫

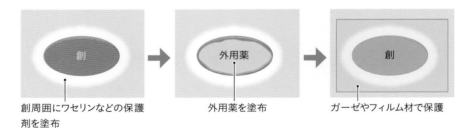

創周囲にワセリンなどの保護剤を塗布　→　外用薬を塗布　→　ガーゼやフィルム材で保護

得られません。

　ブロメライン®軟膏は、創周囲の正常な皮膚に付着すると過敏症状が現れやすいため、使用前に創周囲にワセリンなどの保護剤を塗布したうえで使用することが望ましいとされています。創が乾燥する場合は、フィルムドレッシングで保護します（**図7**）。

　外用薬や滲出液の付着による創周囲の皮膚障害の予防や浸軟予防のため、撥水剤や低刺激性の皮膚被膜剤（**表1**）を創周囲3cm程度に使用して皮膚を保護する方法があります。

表1 創周囲の皮膚を保護するスキンケア用品の例

種類	製品名		特徴
撥水剤	セキューラ®PO （スミス・アンド・ネフュー株式会社）		● チョウジオイル、ワセリン配合 ● 撥水・保護・保湿効果が高い
	3M™ キャビロン™ ポリマーコーティング クリーム （スリーエム ジャパン株式会社）		● 保湿成分（グリセリン）配合 ● 保護性・保湿性・耐久性がある
	リモイス®バリア （アルケア株式会社）		● ヒアルロン酸配合 ● 弱酸性のクリームでアルカリ刺激による緩衝作用、撥水性と保湿効果がある
被膜剤	セキューラ® ノンアルコール 被膜 （スミス・アンド・ネフュー株式会社）		● ノンアルコールで傷んだ皮膚にも刺激が少ない ● 液体包帯 ● 健康な皮膚、傷んだ皮膚にも使用が可能
	3M™ キャビロン™ 非アルコール性皮膜 （スリーエム ジャパン株式会社）		● アルコールを含まないため傷んだ皮膚にも刺激が少ない ● 液体包帯 ● 健常皮膚、赤味や肌荒れのある皮膚にも使用が可能
	リモイス®コート （アルケア株式会社）		● 刺激が少ないノンアルコール ● 保湿・保護効果がある ● 微粒子構造でつっぱり感やむれ感を軽減

可動性の高い関節付近、圧迫やずれなどの外力を受けやすい創部は、外用薬が創部に密着するようにドレッシング材で保護し固定を行う

外用薬を塗布後、創傷の被覆は一般的にガーゼで保護しテープで固定されます。しかし、可動性の高い関節付近や、圧迫やずれなどの外力を受けやすい部位は、外力による創の圧迫や移動、変形の影響を受けて、固定や保護が不十分になり創が露出してしまうことがあります（**図8**）。これでは、せっかくの外用薬の効果を十分に発揮できません。

そこで、塗布した外用薬やガーゼがずれないように、しっかり固定することが必要です。尾・仙骨部の創については、フィルムドレッシングののりしろを多めにとり、角を丸くカットすると、摩擦が起きても剥がれにくくなります（**図9**）。

滲出液が多い場合、ガーゼを重ねて厚くするのではなく、交換回数を増やすことや、薄くて吸収力の高い非固着性ガーゼの使用を考慮します。

図8 ガーゼの固定がずれて軟膏が密着されていなかった例

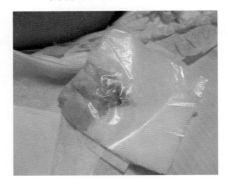

図9 外用薬・ガーゼがずれないように工夫

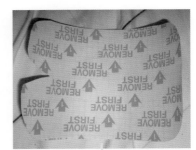

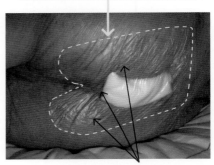

坐骨や尾骨部などはがれやすいポイントを含めて保護を行う

外用薬の保管方法と使用期限を守り、適切に管理する

褥瘡の治療で使用する外用薬で、特に保管方法と使用期限に注意して使用しなければならない外用薬は、アクトシン®軟膏とフィブラスト®スプレーです。これらは、肉芽形成から上皮化の時期に使用することで効果が得られる外用薬です。10℃以下の冷暗所で保管する必要があります。

また、フィブラスト®スプレーは、ヒト塩基性線維芽細胞増殖因子（basic fibroblast growth factor：bFGF）の効果を十分に発揮させるため、溶解後2週間以内に使用する必要があります。薬価が高い製品ですので、1～2回使用して破棄することがないよう、より効果的に使用できる病期に計画的に使用し、使い切るようにしましょう。

そのほか、常温で保管する外用薬についても、窓際など直射日光が当たる場所に保管しないようにしましょう。また、創の治癒経過に合わせて薬剤を変更していく必要があるため、一度に大量の外用薬を処方しないように注意しましょう。

〈参考文献〉
1. 関根祐介企画編集：特集 褥瘡外用薬 選び方の基本とコツ. WOC Nursing 2020；8（3）.
2. 日本褥瘡学会編：褥瘡ガイドブック 第2版. 照林社, 東京, 2015.
3. 古田勝経：早くきれいに褥瘡を治す「外用剤」の使い方. 照林社, 東京, 2013.
4. 古江増隆編：外用薬の特定に基づいた褥瘡外用療法のキホン. 南山堂, 東京, 2016.

その他の保存的療法
デブリードマン

丹波光子

●POINT●

- 四肢末端の壊死組織のデブリードマンは、皮膚還流圧（SPPなど）を測定し、血流があることを確認してから行う
- デブリードマンには、創傷被覆材や薬剤を用いて自己融解を促す方法、機械的方法、化学的方法、外科的方法、生物学的方法、ハイドロサージェリーシステムによる方法などがある
- デブリードマンの方法や選択は、全身状態や出血傾向の有無・創底・創周囲および患者の痛みに基づいて行う

デブリードマン施行時の注意点

　デブリードマンとは、付着しているすべての壊死組織、創傷内の異物およびバイオフィルムを除去する方法です。早期に創傷を治癒させるには、炎症期を終了し肉芽増殖期に移行する必要があります。そのためにはデブリードマンが必要です。

　四肢末端の壊死組織は血流の低下が原因でできることがあります。血流がない場合にデブリードマンを行うと壊死組織は拡大します。そこで、皮膚灌流圧（SPP〈skin perfusion pressure〉など）を測定し、血流（30mmHg以上）があることを確認してからデブリードマンを行う必要があります。

　感染（発赤、熱感、疼痛、腫脹）を伴い全身状態に影響する場合には、至急外科的デブリードマンを選択します。しかし、全身に及ぼす感染がない場合は、創の状態、全身状態、患者背景、予後、疼痛の有無をアセスメントしてデブリードマン方法を選択します。

デブリードマンの種類

創傷被覆材や薬剤を用いて自己融解を促す方法

感染がなく、やわらかい黄色壊死組織の場合に適応されます。創底が浅い場合はハイドロコロイドドレッシング材や水溶性の軟膏（ゲーベン®クリーム）を使用します。

深い褥瘡の場合はハイドロジェルを使用します。壊死組織が硬い場合は、壊死組織にさいの目状に切れ目を入れて、薬剤を浸透しやすくします（図1）。全身状態が低下している患者や出血傾向がある場合に選択します。

図1 大転子の黒色壊死（感染徴候なし）

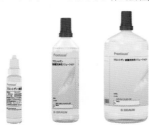

薬剤が浸透しやすいように壊死部にカットを入れた

図2 創傷洗浄液・創傷用ゲル

■プロントザン
（ビー・ブラウンエースクラップ株式会社）

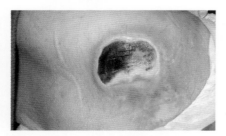

機械的方法（Wet to dry ドレッシング、鋭匙、洗浄など）

明らかな感染がない状態で、クリティカルコロナイゼーションの状態やフィブリンが付着している場合に行います。

wet to dry ドレッシング法は、生理食塩水または水道水を適度に湿らせたガーゼを創に当て、その上を乾燥したガーゼで覆い、湿ったガーゼが乾燥したら除去します。1日2～3回交換します。ただし、ガーゼを剥がす際に痛みを強く感じるため、痛みが強い場合は方法を変更します。

局所用界面活性剤入り創傷洗浄用液をガーゼやパットに染み込ませ、創の全体や周囲を洗浄後、創傷用ゲルを創部に塗布することで、創周囲や創部に付着している壊死組織やバイオフィルムを除去することができます（図2）。この方法は疼痛を軽減することができます。

化学的（蛋白分解酵素による）方法

蛋白分解酵素により、蛋白を分解して壊死組織を除去する方法です。ブロメライン軟膏を使用することが多くあります。

通常、潰瘍面よりやや小さめのガーゼやリントなどに適量の軟膏を延ばし、潰瘍辺縁になるべく触れないように塗布し、1日1回交換します。

創傷面が清浄化し、新生肉芽組織の再生が認められた場合は使用を中止します。健常組織についた場合は、皮膚の発赤や疼痛を認めます。潰瘍周囲にワセリン軟膏を塗布したり、創傷被覆材で周囲を覆うようにして予防します。

外科的方法

壊死組織と健常組織の境界が明瞭になってから、メス刃やはさみを用いて行います。

1）外科的デブリードマン（図3）

全身麻酔または局所麻酔を行い、電気メスを用いて、ポケットや壊死組織の部位、感染した部位をすべて取り除く方法です。全身状態が良好でデブリードマンを行うことでQOLが向上する場合には積

図3 外科的デブリードマン

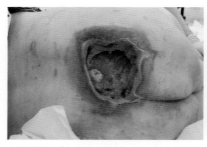 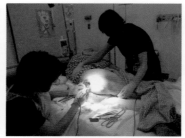

全身状態改善と家族の希望により、局所麻酔後、電気メスを使用して、壊死組織を全部切除し止血した

図4　壊死組織と健常組織の境界が明瞭になったため行った予防的デブリードマン

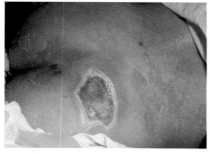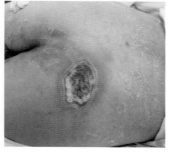

出血傾向があるため、壊死組織部分の周囲を残し、デブリードマンを終了した

図5　マゴットセラピー

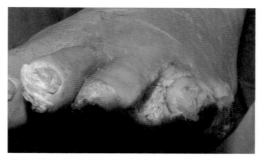

糖尿病足壊疽の患者。創部が狭いためマゴット療法によるデブリードマンを選択した

図6　VERSAJET®を使用したデブリードマン

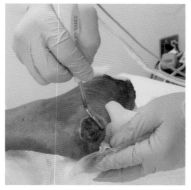

デブリードマン時の痛みが軽減できた

図7　超音波デブリードマン

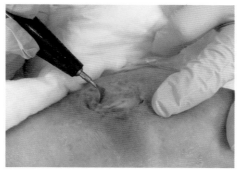

ウルトラキュレット®（株式会社メディカルユーアンドアイ）による超音波デブリードマン

織と壊死、感染組織、細菌、汚染物質を選択的に切除する方法です。痛みの強い患者や、熱傷など広範囲に薄い壊死組織を切除するときに使用します。

極的に行います。局所麻酔薬などを使用し痛みをコントロールした後に行います。

2）保存的デブリードマン（図4）

壊死組織を少量ずつ、メスやはさみを用いて切除する方法です。出血を予防するため、壊死組織と健常組織の境界が明瞭となり、境界より壊死組織を少し残してデブリードマンを行います。

生物学的（マゴット）方法（図5）

マゴットセラピーは、糖尿病足壊疽に使用されて効果をもたらしています。壊

死組織のデブリードマンのほか、殺菌作用、肉芽増殖作用があります。

使用上の注意点はマゴット（医療用うじ）が創部から逃げ出さないように周囲を覆います。においが強く、チクチクする痛みを訴える場合があります。継続できるように患者の状態を把握し、におい対策や痛み止めの検討が必要です。

ハイドロサージェリーシステム（水圧式ナイフ）VERSAJET®による方法（図6）

VERSAJET®（スミス・アンド・ネフュー株式会社）は、滅菌生理食塩液の高速水流を利用して、洗浄しながら健常組

超音波デブリードマン（図7）

高圧水流、超音波により壊死組織やバイオフィルムを破壊し、成長因子を刺激するために軽度の出血を誘導し、肉芽形成および局所の血流を改善させます。外科的デブリードマンより低侵襲で健常組織と壊死、感染組織、細菌、汚染物を選択的に切除する方法です。細菌の軽減、出血量の低減、痛み軽減が報告されています。

〈参考文献〉
1. 館正弘：創傷管理技術 デブリードマン・切開. 真田弘美, 大浦紀彦, 溝上祐子, 市岡滋 編, ナースのためのアドバンス創傷ケア. 照林社, 東京, 2012：226-232.
2. 小浦場祥夫：デブリードマン. 大浦紀彦 編, 下肢救済のための創傷治療とケア. 照林社, 東京, 2011：162-167.
3. 桐木-市川園子, 高木元, 宮本正章：マゴットセラピー. 大浦紀彦 編, 下肢救済のための創傷治療とケア. 照林社, 東京, 2011：169-174.
4. 日本褥瘡学会 編：褥瘡予防・管理ガイドライン. 照林社, 東京, 2009：158.
5. Murphy C, Atkin L, Swanson T, et al：International consensus document. Defying hard-to-heal wounds with an early antibiofilm intervention strategy: wound hygiene. J Wound Care 2020；29(Suppl 3b)：S1-S28（市岡滋, 真田弘美, 館正弘, 田中里佳 監 訳：JWC International Consensus Document 早期の抗バイオフィルム介入戦略で難治性創傷を克服する：Wound hygiene／創傷衛生. 14-17）.

その他の保存的療法
陰圧閉鎖療法

鈴木由加

● POINT ●

- 陰圧閉鎖療法は、創傷を密封して陰圧を負荷することで治癒を促進させる、既存の治療では奏効しない、あるいは奏効しないと考えられる難治性創傷を適応とした物理療法の一つである
- 陰圧閉鎖療法に使用する機器は、治療の目的、滲出液の量、創の状態、機器を使用する環境等の条件によって選択する
- 陰圧閉鎖療法を成功させるためには、適切な排泄ケア、痛みの緩和、脆弱な皮膚への適切なケアを行い、医師とともに評価し、めざしている状態に向かっているか共有していくことが大切である

 ## 陰圧閉鎖療法

陰圧閉鎖療法とは、創傷を密封し陰圧を負荷することにより治癒を促進させる物理療法(吸引療法)の一つです(**図1**)。

 ## 陰圧閉鎖療法の作用機序

陰圧閉鎖療法では、以下の5つの作用によって滲出液や細胞間質液を吸収し浮腫が取り除かれ、創周囲の毛細血管が拡張し、創底および創周囲皮膚の血流が増張し、創底および創周囲皮膚の血流が増加します。それらの効果によって創傷治癒を促進します(**図2**)。
①創を物理的に引き寄せて収縮を促進
②過剰な滲出液の除去と浮腫の軽減
③細胞・組織に対する物理的な刺激を加え分裂・活性化を促進
④創床血流の増加
⑤炎症起因物質(細菌・滲出液・スラフ)の低減

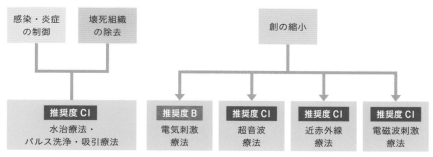

図1 病態像による適切な物理療法手段の選択

| 感染・炎症の制御 | 壊死組織の除去 | 創の縮小 | | | |

推奨度 CI
水治療法・パルス洗浄・吸引療法

推奨度 B
電気刺激療法

推奨度 CI
超音波療法

推奨度 CI
近赤外線療法

推奨度 CI
電磁波刺激療法

日本褥瘡学会編：物理療法の概要. 褥瘡ガイドブック 第2版. 照林社, 東京, 2015：85. より引用

図2 陰圧閉鎖療法の作用

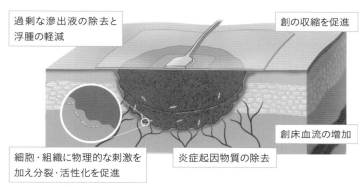

過剰な滲出液の除去と浮腫の軽減

創の収縮を促進

創床血流の増加

細胞・組織に物理的な刺激を加え分裂・活性化を促進

炎症起因物質の除去

スミス・アンド・ネフュー株式会社：RENASYS®創傷治療システムカタログより一部改変

陰圧閉鎖療法の適応と禁忌

　陰圧閉鎖療法の適応は、既存の治療では奏効しない、あるいは奏効しないと考えられる難治性創傷です。また、禁忌とされているのは、以下の状態の場合です。

①悪性腫瘍がある創傷（QOL向上のための緩和ケア使用は除く）

②臓器と交通している瘻孔、および未検査の瘻孔がある創傷

③陰圧を負荷することで瘻孔が難治化する可能性のある創傷

④痂皮を伴う壊死組織を除去していない創傷

⑤血管、神経、臓器が露出している創傷

　なお、警告として以下のことが挙げられています。

● 適正使用の説明を受けた医療従事者が医療機関内で使用すること。

● 患者の出血状態を注意深く観察すること。突発的な出血や出血量の増加が観察された場合はただちに治療を中止し、しかるべき止血処置を講じ担当医に連絡すること。

● 適用部位に明らかな感染（骨髄炎を含む）を有する患者には、感染症状を軽快させてから使用すること。

● 化学物質過敏症を有する患者（ウレタン、ポリビニルアルコール、アクリル

系粘着剤）には十分注意する。

血流障害を有する患者への注意

　以上のように、陰圧閉鎖療法の実施に

あたっては閉鎖することによる感染リスク、陰圧をかけることによる出血リスク、痛みを中心とした患者の苦痛、アレルギーに関連した情報などに十分注意して使用することが大切になります。

　使用に関する禁止事項として、引火性

物質のある環境下での使用や再使用、再滅菌も禁止されています。また、除細動器使用時やMRI、高圧酸素治療室での使用には適した設計ではないため、取り外す必要があります。各機器の添付文書をしっかり確認しましょう。

陰圧閉鎖療法に用いる専用機器と特徴

　治療目的、滲出液の量、創状態、使用する環境（入院・外来・在宅）等の条件によって機器を選択します（**表1**）。また、2020年の診療報酬改定にて、在宅医療での処置も可能になっています（**表2**、**p.54**）。

自作式の陰圧閉鎖療法

　専用機器を使用した陰圧閉鎖療法には保険適応期間が定められているため、期間外で実施したい場合は、自作式での陰圧閉鎖療法を行うことが可能です（**図3**）。自作式で行う場合は、吸引デバイスによる圧の単位を確認して管理することが重要となります（**図4**）。

吸引デバイスを使用しない自作式の吸引閉鎖療法

　シリンジを使用した、吸引デバイスを使用しない自作式の吸引閉鎖療法を紹介します（**図5**）。

図3　陰圧閉鎖療法（簡易型）

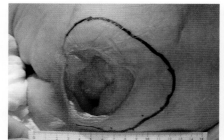
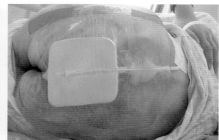

陰圧閉鎖療法開始前　　　　　　　　　陰圧閉鎖療法中

日本褥瘡学会編：在宅褥瘡予防・治療ガイドブック 第3版. 照林社, 東京, 2015：119. より引用

図4　吸引デバイスの単位換算

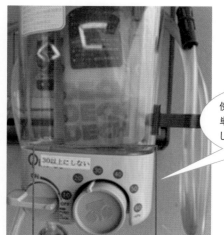

使用する吸引機器の単位換算に注意しましょう

125mmHg≒0.16atm
　　　　≒16.7kPa
　　　　≒170cmH2O

表1 陰圧閉鎖療法に用いる専用機器

製品名	INFOV.A.C®型 陰圧維持管理装置	ACTIV.A.C®型 陰圧維持管理装置	V.A.CULTA®型 陰圧維持管理装置	RENASYS®EZ MAX 陰圧維持管理装置	RENASYS®GO 陰圧維持管理装置	RENASYS® TOUCH 陰圧維持管理装置	PICO®7 創傷治療システム	SNAP® 陰圧閉鎖療法 システム
外観	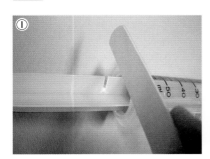							
販売会社	ケーシーアイ株式会社			スミス・アンド・ネフュー株式会社				ケーシーアイ 株式会社
本体の大きさ（幅×高さ×奥行、cm）	23.0×22.0 ×17.5	11.93× 15.24×6.8	21.7×26.0 ×19.1	24.0×36.1 ×20.0	17.5×14.5 ×8.5	18.0×19.0 ×7.6*	6.56×7.16 ×2.1	6.0×13.0× 2.5
重さ	2890g	910g	3350g	3750g	1100g	1100g*	107.3g （電池含む）	65.5g
キャニスターサイズ	300mL 500mL 1000mL	300mL	300mL 500mL 1000mL	800mL 250mL	300mL 750mL	300mL 800mL	キャニスター なし（パッドサ イズ各種あり）	60mL
設定陰圧（mmHg）	−25〜−200	−25〜−200	NPWT： −25〜−200 NPWTi-d： −50〜−200	−40〜−200	−40〜−200	−25〜−200 （間欠モード： ・低除圧 −0〜−180 ・高除圧 −25〜−200）	−80	−75〜−125
外来での使用	不可						可（在宅でも 使用可）	可
保険適用期間	開始日より3週間を標準として、特に必要と認められる場合は4週間を限度として算定できる							

* 300mLキャニスター装着時

図5 吸引デバイスを使用しない自作式の吸引閉鎖療法

① シリンジの内筒に舌圧子が入る溝を作成

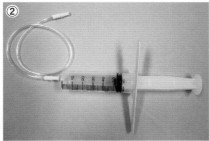

② 点滴用延長チューブを取り付けた簡易型持続吸引器（舌圧子が外れないようさらに輪ゴムで固定する）

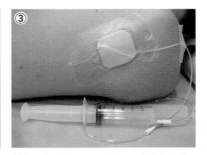

③ 創傷にウレタンフォームやヨードホルムガーゼ等を置き、吸引チューブの先端と一緒にポリウレタンフィルムで密閉する

日本褥瘡学会編：在宅褥瘡予防・治療ガイドブック 第3版, 照林社, 東京, 2015：113. より一部改変して引用

表2 陰圧閉鎖療法の保険算定について（入院・外来・在宅）

		入院	外来（入院外）	在宅（入院外）
処置点数	据置型	連日算定可	算定不可	算定不可
	単回使用	週3回まで算定可（特定保険医療材料の局所陰圧閉鎖処置用材料を算定〈交換した〉）	来院して処置した日は算定可	医師が行って処置した日は算定可
				看護師だけでは算定不可
特定保険医療材料	局所陰圧閉鎖処置用材料：1cm²あたり20円	交換した日は算定可	来院して交換した日は算定可	医師か訪問看護師が交換した日は算定可（局所陰圧閉鎖療法の特定行為研修修了看護師に限る）
	陰圧創傷治療用カートリッジ：19800円	算定不可	来院して交換した日は算定可能	
添付文書上の交換頻度	局所陰圧閉鎖処置用材料	V.A.C.®：48時間ごと、または週3回以上の交換	使用不可	使用不可
		RENASYS®：48〜72時間で初回交換、その後は週3回以上の交換	使用不可	使用不可
		SNAP®：週2回以上の交換		
		PICO®：3〜4日ごとに交換（最長7日間）、フィラーを使用する場合は1週間に3回交換		
	陰圧創傷治療用カートリッジ	SNAP®：週1回以上の交換（カートリッジ満杯の場合交換）		
		PICO®：7日間で交換（自動的に可動が停止）		

陰圧閉鎖療法を成功させる看護のポイント

排泄ケア

　仙骨部、尾骨部、座骨部などの創は肛門に近く、また排泄をおむつで管理している場合は、尿や便による汚染が常に懸念されますので、排泄管理をしっかり行うことは効果的な陰圧閉鎖療法成功の大事なポイントです。

　便尿失禁がある場合は、失禁の要因、患者の得手体位や活動性など、アセスメントを実施したうえで対策を検討し、可能な限り排泄物で汚染されてフォームが剥がれないようにケア介入していきます。機器装着の際の工夫として、ソフトポートの向きを頭側にし、ドレッシングの上から殿部全体に撥水効果のある皮膚保護剤をスプレーし、排泄物からの汚染を予防しましょう。また、両面吸収タイプの補助パッドを軽く丸めて尿道口に密着して当てることで、すぐに尿を吸収してくれるため汚染範囲が限局されます。水様便（または尿）に対しては、ポリエステル繊維綿（ニュースキンクリーンコットン®）を使用することで、水様便や尿を素早く透過し吸収するため、ドレッシング材の汚染や剥がれが予防できます（図6、7）。

痛みの緩和

　痛みの原因は個別性が高く、どんなと

図6　在宅でのおむつによる排泄管理の患者への陰圧閉鎖療法の例

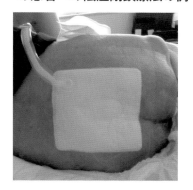

図7　皮膚保護剤とポリエステル繊維綿の例

■ソフティ　保護オイル
（花王プロフェッショナル・サービス株式会社）

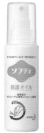

■ニュースキンクリーンコットン
（株式会社ベーテル・プラス）

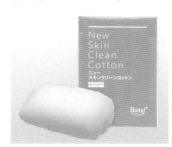

きにどのように痛いのか、痛みの程度や持続時間など詳細に訴えを聞き、アセスメントしていくことで対策につながります。陰圧閉鎖療法の創面の吸引によるもの、またはフィルムの固定やトラックパッドの圧迫の可能性もあります。処置時の痛みや交換時のフィルムやフォームの剥離時の痛みもあります。医師や薬剤師と相談し、痛みの要因と発症時間などを考慮（種類、量、投与時間など）した鎮痛剤の投与を検討していきましょう。

以下の状態では、陰圧閉鎖療法の陰圧は−50〜75mmHgの低圧から開始することが注意点として挙げられています[4]。

● 露出血管や臓器の被覆処置を行った場合
● 血流障害を有する患者
● 出血の恐れがある患者
● 小児、高齢者
● 脆弱な組織が露出している創傷

また、創部の被覆処置として、以下のように推奨されています[5]。

● 血管、臓器が露出している場合は、自家組織などにより組織を被覆保護する
● 腱、靱帯、神経が露出している場合は、自家組織または非固着性創傷被覆・保護材（非固着性シリコンガーゼ）など

で被覆保護する
● 鋭利な骨片などがある場合は、除去もしくは非固着性創傷被覆・保護材（非固着シリコンガーゼ）などで被覆保護する

1）疼痛・出血・固着の予防

フォーム装着時の配慮として非固着性創傷被覆・保護材（アダプティック™、メピテル®ワン、トレックス®-C）などで吸引刺激から創面を保護します。また、フォームをV.A.C®ホワイトフォームやRENASYS®コットンフィラーなどにすることで痛みが少なくなります。

機器設定上の配慮としては、陰圧に達するスピードを低くする「低圧」を設定します。また、吸引度を「低」にすることで、刺激を押さえることができます。RENASYS®TOUCHの間欠モード（AIモード）は血流障害を有する患者の痛みを軽減することがあります。

上記の処置を実施することで痛みの軽減につながることもありますので、患者の痛みをよくアセスメントし、医師と情報交換しながら検討することが大切です。

脆弱な皮膚へのケア

陰圧閉鎖療法を実施する前の基本的スキンケアやフォーム下地の準備、フォーム材の当て方やドレープの貼付なども、患者の個別性をふまえて配慮していくことが重要です。

フォーム交換時のドレープやフィルム剥離時の痛みに対しては、あらかじめフィルム貼付前に皮膚被膜剤を塗布し、剥がすときには粘着剥離剤を使用することによって、痛みの軽減や新しい皮膚トラブル予防につながります。また、フォーム材を除去する前に、生理食塩水や微温湯で湿らせることにより、剥がしやすくなります。フォーム交換日に介助浴などを計画し、シャワーをかけながらフォームを外すようにしてもよいでしょう。シャワー浴は創の清浄化、血流促進、周囲の皮膚の健常保持にも有効です。少し皮膚を休ませてから再装着を行うことも、皮膚への負担を軽減します。

治療目標とケア介入

対象患者の創部状態、ADLや可動性を確認します。皮膚のたるみや伸展の変化をよく観察し、フォームを装着する際には活動制限が少なくなるようにしていく必要があります。また、交換時には、創面を医師とともに評価し、目指している状態に向かっているか共有していく必要があります。

陰圧閉鎖療法を行う患者の全身状態、それぞれの創傷に対する要因に立ち戻りアセスメントを実施しケア計画を検討しながら、日常生活への援助による創傷治癒環境の整備は、看護スタッフの重要な役割といえます。

症例❶

- 70歳代、男性。入院後、WOC外来、心臓血管外科
- 冠動脈バイパス術（CAGB）下肢血管採取創後（手術部位感染）の治癒遅延
- 医師からの包括指示で介入時よりWOC外来でフォローを見越した計画を医師と共有した
- 適切な時期に在宅で実施可能な局所陰圧閉鎖療法に切り替え、早期退院とした
- 在宅にて仕事をしながら過ごすことができ、精神的ストレスが軽減しQOLが向上した

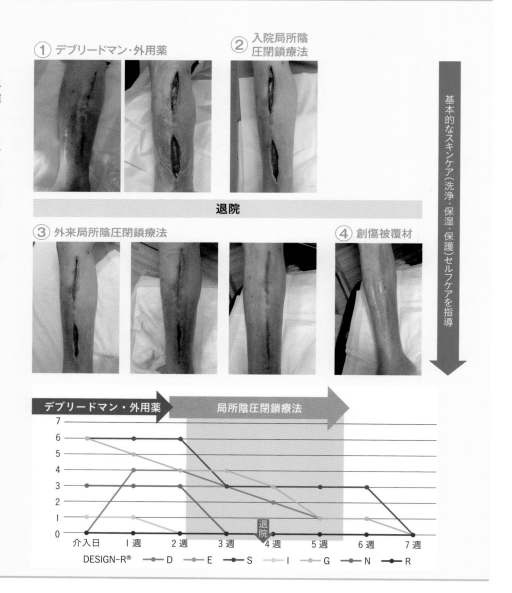

① デブリードマン・外用薬
② 入院局所陰圧閉鎖療法

退院

③ 外来局所陰圧閉鎖療法
④ 創傷被覆材

基本的なスキンケア（洗浄・保湿・保護）セルフケアを指導

●70歳代、男性。左足底胼胝からの糖尿病性足潰瘍、急性感染

●洗浄と抗生剤治療を経て、感染が落ち着いたところで、ACTIV.A.C.®型陰圧維持管理装置にて陰圧閉鎖療法を実施

●入院翌日(①)〜3日目(②)、毎日メンテナンス、壊死組織の除去、創内を十分に洗浄し排膿、悪臭を観察した

●創部と胼胝が皮下で交通しているため(③)、十分に洗浄した

●入院5日目(④)、炎症徴候が消退。引き続き壊死組織除去、胼胝潰瘍皮下切除を行いさらに清浄化を図った

●入院10日目(⑤)、創底色活性化したため陰圧閉鎖療法を開始した。フェルト板を工夫し簡易免荷を作成し、創部に過度な圧がかからないように工夫した。V.A.C.®グラニューフォーム™での下腿までのブリッジ法にて足関節部にトラックパッドを設置した(⑥)

●入院20日目、創底色活性化。胼胝部の肉芽は良好、真皮が生着した

●入院29日目(⑦)、退院、外来へ。創部縮小、感染徴候なし。創部へ免荷フェルト板を使用。上皮化した(⑧)

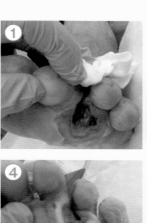
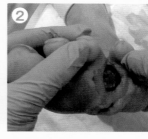
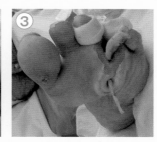
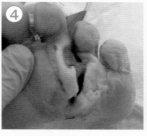
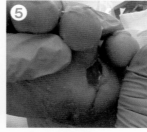
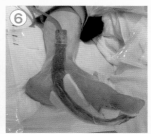
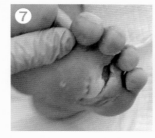
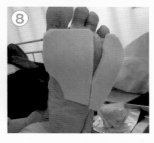

●70歳代、男性。下肢閉塞性動脈硬化症、右下肢壊疽性筋膜炎。右足部骨髄炎の経過で右4、5趾壊疽切断。その後、血行再建を施行するが壊疽進行し、右第1〜5趾中足骨近位まで切断となった（①〜③）

● 分層植皮術を行い、直後からV.A.C.ULTA®型陰圧維持管理装置にてV.A.C.®ベラフロ治療を開始した（④）

● 生理食塩水の注入量や滞留時間を、活動量をアセスメントしながら、ADL向上を妨げないように調整した

●V.A.C.®ベラフロ治療を実施しながら、早期から歩行練習を開始し、血流改善や筋力低下予防に努めた（⑤）

●V.A.C.®ベラフロ治療を継続し、肉芽良好で創部は治癒が促進された（⑥）。早期からのリハビリテーションは足関節の可動域制限を起こすことなく、現在は社会復帰し、自家用車の運転も可能となった

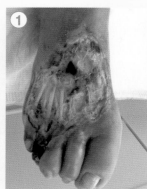
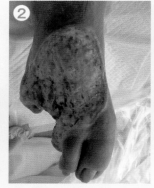
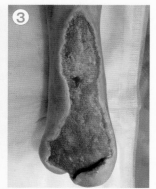
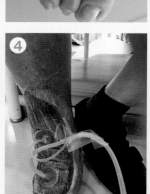
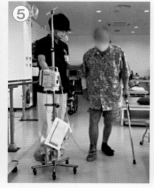
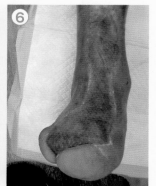

●90歳代、女性。70歳代で脳梗塞を発症し、加齢とともに寝たきりとなり、施設入所中であった。仙骨部の褥瘡を発生し施設担当医師および看護スタッフによる創処置を受けていたが、右大転子方向にサイズが拡大し、悪化傾向のため当院へ入院となった

●体軸のねじれがあり、両上肢は伸展位で拘縮、股関節、右膝は屈曲位、左下肢は伸展し拘縮していた（①）。

施設では、上敷き二層式エアーマットレスを使用していたが、エアーが抜けていたとの情報があった

●低栄養状態のため、適切な栄養管理を実施しながら創部の清浄化を図り、炎症が落ち着いた段階でACTIV.A.C.®陰圧維持管理装置を用いた陰圧閉鎖療法を開始した

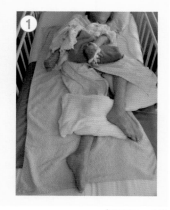

（次頁につづく）

［フォーム装着時の工夫］

● 石鹸の泡で愛護的に洗浄、微温湯で十分に流し（②）、創縁の保護としてハイドロコロイドを貼付する（③）

● トラックパッドを装着する位置を決定し、下地に皮膚被膜材を塗布し、ポリウレタンフィルムを貼付する（④、キット内のドレープでも可）

● ポケット内に陰圧が付加されるようV.A.C.®グラニューフォーム™を棒状にカットし、軽く充填する（⑤～⑥）フォームの取り残しがないようフォーム個数を記録しておく）

● 全体の厚みを考慮して（面積：創と同じ、厚み：創の深さの3割増し）、フォームを裁断し当てる（⑦）

● フォームを潰さないように、創面からトラックパッド設置部までブリッジ法を選択し、ドレープで優先順位を決めて貼付（⑧）

● 体位変換やポジショニング、おむつの圧迫による苦痛なく、二次的な皮膚トラブルを起こさないような位置となるようにする（⑨）

● 問題がないことを確認し、機器本体と接続した（⑩）

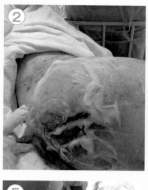
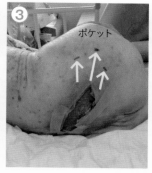
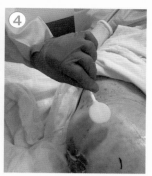
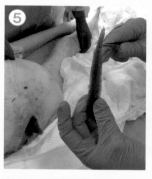
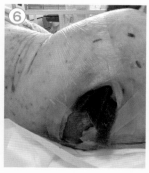
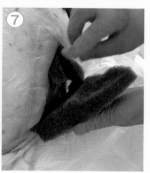
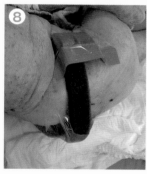
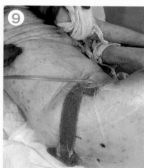
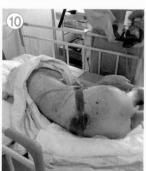

〈引用文献〉
1. 日本褥瘡学会編：褥瘡ガイドブック 第2版. 照林社, 東京, 2015：85.
2. 日本褥瘡学会編：在宅褥瘡予防・治療ガイドブック 第3版. 照林社, 東京, 2015：119.
3. 日本褥瘡学会編：在宅褥瘡予防・治療ガイドブック 第3版. 照林社, 東京, 2015：113.
4. V.A.C.添付文書（2017年8月改訂）, ケーシーアイ株式会社.
5. V.A.C.®グラニューフォーム™キット添付文書（2014年8月改訂）, ケーシーアイ株式会社.

〈参考文献〉
1. Evidence-based recommendations for negative pressure wound therapy: Treatment variables（pressure levels, wound filler and contact layer）– Steps towards an international consensus. J Plast Reconstr Aesthet Surg 2011；64(Suppl 1).
2. 真田弘美, 大浦紀彦, 溝上祐子, 他編：ナースのためのアドバンスド創傷ケア. 照林社, 東京, 2012.

褥瘡・創傷の保存的治療 最前線
NPWTの実際

榊原俊介、寺師浩人

● POINT ●

- NPWTでは、創治癒期間の短縮と整容的効果が期待される
- フォーム被覆材が健常皮膚に接触し発生する皮膚障害を防ぐため、サージカルテープを使用する
- 細菌を閉じ込めることで感染を悪化させることがあるため、感染性壊死組織のデブリードマンを行う、または抗生剤投与など局所処置を行い軟部組織の感染が鎮静化したのちにNPWTを導入する

用語の整理

　抄録や文献などで、VAC療法という単語が使用されていることが多いのですが、V.A.C.®はケーシーアイ株式会社の登録商標であり、他社の局所陰圧閉鎖療法について表現するものではありません。わが国では、「NPWT（negative pressure wound therapy）」または「（局所）陰圧閉鎖療法」という名称を使用します。

　2017年8月より、わが国で間欠的な洗浄を併用するNPWT機器が保険承認を受け、使用することができるようになりました。本機器を用いた治療はNPWTi-d（negative pressure wound therapy with instillation and dwell time）と称されます。邦文でこれに対応する呼称は、本稿執筆時点ではまだ決定されておりません。わが国では、NPWTi-d機器が使用可能になる以前は、既存医療機器を組み合わせて洗浄とNPWTとを併用していました。この方法は、NPWTci（negative pressure wound therapy with continuous irrigation）と称されます。

NPWTとTIME理論

TIME理論の詳細については多くの成書に記載されていますので、そちらをご参照ください。NPWTは物理的にデブリードマンを行うための機器ではないため、壊死組織の除去効果は期待できません。また、数日間、創部を半閉鎖環境におくため、感染を悪化させてしまう可能性があります。一方で、NPWTで使用されるフォーム材は、ポリウレタンフォーム製の創傷被覆材などとは異なり、それ自体に吸水作用はなく、陰圧をかけることにより創面の余剰な滲出液などの水分をキャニスターに移動させるため、乾燥や湿潤に偏ることなく適切な湿潤環境を整えていると考えられます。さらに、ポケットや瘻孔、スリット状の創傷面では、深部に感染源、あるいはそれになりうるものがないという条件では、フォームの形態を工夫して使用することで、これらの形態を3次元的にコントロールしながら縮小を図ることも可能です。ただ

し、フォームが接触することで上皮化は阻害される可能性があるため注意が必要です。以上より、TIME理論にあてはめて考えると、NPWTの得意とする部分はMとE、不得手とする部分はTとIになると考えられます（**表1**）。ただし、リ

ンパ漏では頻回のキャニスターを使用することとなり、医療経済上の問題も発生するため、われわれはリンパ管断端の結紮を行ったうえでNPWTを使用するようにしています。

表1 TIME理論とNPWTの相関

Tissue（組織）	●壊死組織の除去はできない（少量の壊死組織は肉芽組織により融解・置換されうる）	✕
Infection or Inflammation（感染または炎症）	●細菌数を減ずるとの報告はあるが、程度による ●局所の浮腫・炎症の改善は見込める	✕／△（程度による）
Moisture（湿潤）	●持続的に吸引することで、過剰な滲出液を創面から除去できる	○（リンパ漏は△）
Edge of wound（創辺縁）	●ポケットの縮小、創の収縮に効果的	○

創治癒期間の短縮・整容的効果

NPWT導入以前は、創傷被覆材や軟膏などを用いて創部の処置を行ってきました。上皮化を治療のゴールに設定すれば、骨・軟骨や人工物などの露出のない創では、多くの場合、治癒に至ります。**図1**は、腹部離開創に対し銀含有ハイドロファイバー®を用いて治療を行った例です。治癒までにおよそ2か月半を要し

ましたが上皮化に至りました。ただ、創傷被覆材や軟膏処置では、創傷を面としてとらえ、2次元的に治療を行うため、陥凹した瘢痕（キズあと）を残します。また、面であるため、表面積を考えると比較的大きな創として扱うことになるため、それだけ治癒までに長期間を必要とします。一方で、NPWTを導入した場合、

およそ3週間程度であとわずかな創を残すのみとなり、大幅に治療期間が短縮されたとともに瘢痕の形態も改善されました（**図2**）。この症例では、事情により早期に退院しなくてはならなかったため、外来用のNPWT機器も導入しています。皮膚欠損のない創部では、NPWTの使用法を工夫することで、ジッパーを閉め

るように創形態をコントロールすることができるため、短い治療期間・許容される瘢痕形態が期待されます。

ここまで、NPWTの利点を中心に述べてきましたが、決して合併症のない治療法ではありません。合併症を起こしてしまうと治療を中断しなくてはなりません。

ここからは合併症の発生を抑え、継続してNPWTによる治療を行うための工夫について述べます。なお、心血管系や消化管など、重要臓器の露出例などへの使用の実際については、本稿では割愛します。

図1 腹部離開創に対し銀含有ハイドロファイバー®を用いた例

- ●50歳、女性
- ●準広汎性子宮全摘、骨盤内リンパ節郭清術後
- ●術後8日目、腹部より排膿を認めたため翌日当科紹介となった
- ●潰瘍部分は白線まで到達。正中の筋膜の縫合糸露出あり
- ●銀含有ハイドロファイバー®を使用
- ●治療開始より74日後、治癒確認

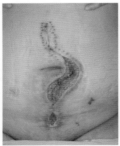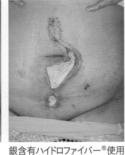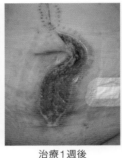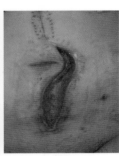

銀含有ハイドロファイバー®使用　　治療1週後　　2週後

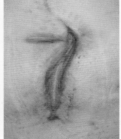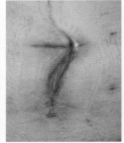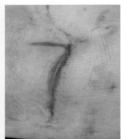

25日後　　32日後　　42日後　　74日後（治癒）

図2 NPWTを導入した例

- ●37歳、女性
- ●出産時の子宮破裂/出血性ショックにより当院搬送
- ●同日、緊急開腹・止血が行われた
- ●術後7日目、創部離解を認めたため、翌日当科コンサルト
- ●白線を縫合している糸が露出（筋膜上までの創）

- ●bFGF製剤噴霧後、V.A.C.®を装着し治療を開始
- ●9日後、SNAP®に変更
- ●出生児の保育のため14日目、退院。SNaP®継続
- ●21日後、SNAP®終了
- ●28日後、ほぼ上皮化

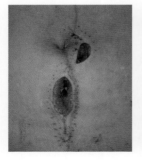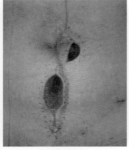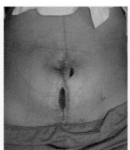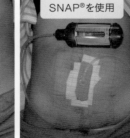

SNAP®を使用

治療4日後　　9日後　　22日後

健常皮膚の保護

NPWT治療の中断を要する理由の一つに、健常皮膚に直接フォームが接触することで発生する吸引性皮膚障害が挙げられます。多くの文献や学会報告で、創傷被覆材の一つであるハイドロコロイド製材が貼付されている例をみかけます。ハイドロコロイド製材は健常皮膚の保護効果としては申し分がないことは明らかですが、一つの創傷に対して複数の創傷被覆材を使用することには保険請求上の問題があるのみならず、医療経済上の問題も発生します。われわれは、わが国で入手できるさまざまな貼付剤や被膜剤を検討した結果、スキナゲート™（ニチバン株式会社）というサージカルテープで必要十分であるという結論に至りました（**図3**）[1]。

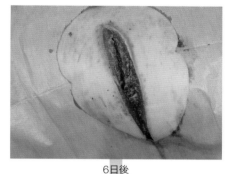
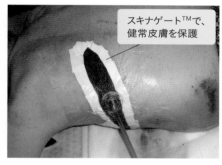
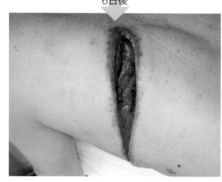

NPWT交換時の疼痛緩和

NPWT交換時の疼痛も、患者から治療の継続を断られる要因の一つになります。海外では、ドレープフィルムにシリコーンゲル粘着剤が使用されている製品があり、疼痛の改善に寄与したという報告もあります。わが国では、PICO®（スミス・アンド・ネフュー株式会社）はシリコーンゲル粘着剤が、SNAP®（ケーシーアイ株式会社）はハイドロコロイドが用いられています。一方、その他の機器ではアクリル系粘着材を塗布したフィルム材が用いられており、交換の際のフィルム剥離に伴う疼痛は比較的強く、特に下腹部・鼠径部などの有毛部ではその傾向が強い印象があります。医療経済上はこれまで述べてきたことに逆行することになりますが、疼痛を強く訴える患者には、シリコーンゲル粘着剤を使用したフィルム（メピテル®フィルムなど）の使用を検討してもよいかもしれません[2]。

感染はダメ

NPWT機器の添付文書には、「警告」として感染している創部への使用が挙げられています。NPWTでは、局所を半閉鎖環境あるいは閉鎖環境に置くため、他の閉鎖療法と同様に、細菌を閉じ込めることで感染を悪化させる可能性があるからです。"半"閉鎖環境としたのは、V.A.C.®システムは、少量ずつ空気を送り込みながら創部にかかる陰圧を計測しているからです。したがって、術後創部感染症などでは十分にドレナージが行えるように創部を開放し、感染性壊死組織をデブリードマンする、または適切な抗生剤投与やイソジン®シュガーパスタ軟膏などによる局所処置を行いながら軟部組織の感染が鎮静化したのちに、ようやくNPWTが適切に導入されるタイミングになります。一方で、縦隔炎など創部を開放すると心臓や大血管が露出してしまうような場合は、局所を開放したままにはしにくくなります。このような例では、洗浄を付加したNPWT（NPWTci）の適用が検討されます[3]。

NPWTci/NPWTi-d

NPWTに洗浄を付加したNPWTciやNPWTi-dについての詳細は、拙著の論文にまとめてありますので、そちらも参照ください[4,5]。術後創部感染症などでは、デブリードマンをきわめて積極的に行えば、感染のくすぶる組織が残る可能性は低くなる一方で、デブリードマンを行いすぎれば、組織欠損が大きくなるばかりでなく、機能障害につながる可能性があり、一種のジレンマに陥ります。理想は、デブリードマンは最低限にとどめながら、感染の制御を行いたい、またNPWTを導入して早期の創治癒をめざしたい、ということになります。

整形外科領域では古くから骨髄炎例に対して持続洗浄療法というものが行われてきました。これとNPWTとを組み合わせたものがNPWTciになります（**図4**）。

わが国では、2017年までは洗浄を付加したNPWT機器は導入されておらず、既存機器を工夫して用いる必要がありました[4]。2017年8月よりNPWTi-d機器が保険承認を受け使用できるようになりましたが、本機器は一定時間の陰圧付加ののち、いったん陰圧を解除・生理食塩水に創部を浸漬させます。さらに一定時間の浸漬ののち、陰圧付加を再開します。

図4　頸椎固定具が露出した症例に行った洗浄型NPWT（創部底面には頸椎固定具が残存）

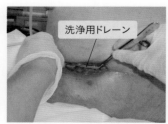
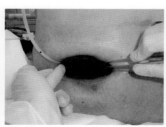
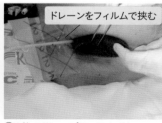
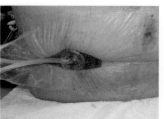

①J-VACドレーンなどのカニューレを汚染部に留置する

②創部のサイズにカットしたフォームを充填する

③2枚のドレープフィルムでカニューレを挟み込みながらフォームを被覆する

④トラックパッドを装着し、吸引を開始する。カニューレには輸液チューブを接続し、生理食塩水を滴下する

図5 下腿悪性腫瘍切除・放射線照射後に生じた放射線性潰瘍にNPWTi-d を使用した例

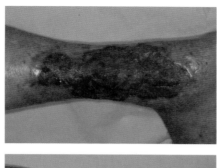
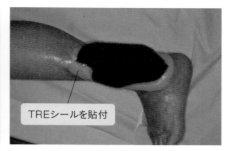

TREシールを貼付

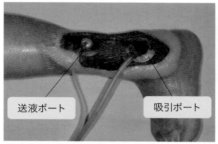
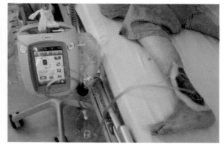

送液ポート　　吸引ポート

用手形成皮膚保護剤（TREシール）を創部周囲に貼付し、いわゆる"土手"を形成し、洗浄液の漏れを予防した

したがって、間欠的陰圧"負荷"・洗浄"付加"となり、NPWTi-dと称されます（d：dwell time〈滞留時間〉）。

適切にデブリードマンは行ったけれども、感染巣の遺残が懸念されるような創部に対して洗浄を付加することで、NPWTの導入のタイミングが早まることが期待されます。しかしながら、感染のある創部に対して積極的にNPWTci

やNPWTi-dが適用されると考えるのはきわめて危険であり、短絡的なので注意が必要です。2017年の保険収載時点ではNPWTi-dの適応は骨髄炎・骨膜炎に限られています。創部全体に洗浄液が接触するため、比較的平坦な創部においてその効力を発揮すると考えられます（図5）[6]。

〈引用文献〉
1. 榊原俊介、寺師浩人、櫻井沙由理、他：陰圧閉鎖療法〜私の工夫 V.A.C.使用時における健常皮膚の保護. 創傷 2012；3（3）：108-116.
2. 榊原俊介、大澤沙由理、野村正、他：局所陰圧閉鎖療法使用時の工夫 ソフトシリコン粘着剤付き創傷被覆材の使用. 創傷 2015；6（4）：125-131.
3. 榊原俊介、寺師浩人、岡田健次：縦隔炎・胸骨骨髄炎における陰圧閉鎖療法の実際. PEPARS 2015；97（1）：64-71.
4. 榊原俊介、大澤沙由理、木谷慶太郎、他：既存NPWTデバイスを利用した限局的洗浄型NPWT法. 創傷 2016；7（3）：110-117.
5. 榊原俊介、北野大希、島田賢一、他：形成外科Topics！ 洗浄を付加した各種NPWT法（NPWTci・NPWTi-d）の適正使用を目指して. 形成外科 2018；61（10）：1280-1282.
6. 榊原俊介、木谷慶太郎、北野大希、他：洗浄機能を有するNPWTの新展開 持続洗浄型NPWTと間欠的洗浄型NPWTの違い. 形成外科. 2019；62（10）：1087-1094.

　平成30年度診療報酬改定では、入院基本料の届出の中の「褥瘡対策」における「危険因子の評価」の項目に、「皮膚の脆弱性（スキン-テアの保有、既往）」が加わりました。「スキン-テア」は高齢化が急速に進むなか、脆弱な皮膚の要因として、ますます注目を集めています。危険因子の中に入ったということは、皮膚・排泄ケア認定看護師以外の一般ナースも、スキン-テアの「保有」「既往」を判定する必要が出てきたということです。

　「スキン-テア」は「皮膚裂傷」のことで、「摩擦・ずれによって、皮膚が裂けて生じる真皮深層までの損傷（部分層損傷）」と定義づけられています[1]。判定する際には、「褥瘡」「失禁関連皮膚炎（Incontinence-Associated Dermatitis：IAD）」「医療関連機器圧迫創傷（Medical Device Related Pressure Ulcer：MDRPU）」と区別する必要があります。日本創傷・オストミー・失禁管理学会では、『ベストプラクティス スキン-テア（皮膚裂傷）の予防と管理』を発行して、一般ナースへの意識づけ、啓蒙を図っています。その中から、スキン-テアの具体例を紹介します（**表1**）[1]。

表1　**スキン-テアの例と除外例**

スキン-テアの例（原因）	除外例（該当するもの）
● 四肢がベッド柵に擦れて皮膚が裂けた（ずれ） ● 絆創膏を剥がすときに皮膚が裂けた（摩擦） ● 車椅子等の移動介助時にフレーム等に擦れて皮膚が裂けた（ずれ） ● 医療用リストバンドが擦れて皮膚が裂けた（摩擦） ● リハビリ訓練時に身体を支持していたら皮膚が裂けた（ずれ） ● 体位変換時に身体を支持していたら皮膚が裂けた（ずれ） ● 更衣時に衣服が擦れて皮膚が裂けた（摩擦・ずれ） ● 転倒したときに皮膚が裂けた（ずれ） ● ベッドから転落したときに皮膚が裂けた（ずれ）	持続する圧迫やずれで生じた創傷と、失禁によって起こる創傷は除外する ● 寝具や車椅子などによる持続した圧迫やずれで皮膚が剥がれた（褥瘡） ● 医療機器による持続した圧迫やずれで皮膚が剥がれた（医療関連機器圧迫創傷[MDRPU]） ● 失禁患者のおむつ内の皮膚が炎症により剥がれた（失禁関連皮膚炎[IAD]）

　スキン-テアの見きわめで難しいのは、「既往」をどうみるかです。もちろん、患者本人や家族に聞いてみることも一つの方法ですが、スキン-テアが治癒した際に認められる特徴的な瘢痕所見がないかどうかを観察することも有効とされています。瘢痕所見とは、「白い"線条"の瘢痕」または「白い"星状"の瘢痕」です。

　発生要因としては、個体要因と外力発生要因があります。これらのリスクアセスメントをすることによってスキン-テアの発生を予防することにつなげます。個体要因は「全身状態」と「皮膚状態」に分けられ、皮膚状態は、「乾燥・鱗屑、紫斑、浮腫、水疱、ティッシュペーパー様」などが挙げられます。"ティッシュペーパー様"は、「皮膚が白くカサカサした状態」で、臨床ではよく目にする皮膚状態でしょう。外的要因は、患者自身がベッド柵にぶつかるなどの要因と、体位変換や更衣・清潔ケアなどのケアによって起こる要因もあります。

　発生後のケアでは、皮弁を戻せる状態であれば必ず戻すことが重要です。適切な創傷処置、ドレッシング材の貼付などによって、治癒に向けてのアプローチを行っていくことが重要です。

（文責・照林社編集部）

引用文献
1. 日本創傷・オストミー・失禁管理学会 編：ベストプラクティス スキン-テア（皮膚裂傷）の予防と管理. 照林社, 東京, 2015：6.

［症例で理解］

ドレッシング材・外用薬
選択・使用・評価のポイント

滲出液が
「少ない」「多い」場合

杉本はるみ

●POINT●

- 滲出液コントロールのためには、「なぜ、どんな性状の滲出液が出ているか」を知ることが必要である
- 滲出液が多い場合は、壊死組織の除去を行い、吸水性が高く、吸収した液体を戻さないドレッシング材を選択する。滲出液が少ない場合は、壊死組織に水分を供給し軟化させ自己融解を促すドレッシング材を選択する
- 外用薬の選択は、WBP（創面環境調整）の概念に沿ったTIMEコンセプトに従って行う

まず知りたい！ 「滲出液」の役割は？

- 適切な浸潤環境は必要！ → 滲出液をアセスメントし、"ちょうどよい"状態に保つことが必要

滲出液のさまざまな役割[1]

- 創底の乾燥を防いでいる
- 組織修復に関与する細胞の移動を助けている
- 細胞代謝に不可欠な栄養を補給している

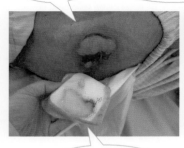
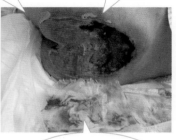

- 免疫・成長因子の拡散を可能にしている
- 壊死または損傷した組織の分解を促進している（自己融解促進）

- 日本褥瘡学会は、滲出液を「上皮が欠損した創から滲み出す組織間液である。蛋白に富み、創傷治癒にかかわるさまざまな炎症細胞、サイトカイン、増殖因子などを含む」[2]と定義しています

- 褥瘡や創傷ケアで滲出液が多い患者に遭遇したとき、"よくない"イメージで見てしまうことが多いのではないかと思いますが、滲出液は左記のようにさまざまな役割をもち、創傷治癒過程において重要な役割を担っています

- "急性期（炎症期）の創傷"では、滲出液には、細菌を貪食し殺菌作用を行う白血球・免疫グロブリン、壊死組織・異物・細菌・死滅した白血球を創腔から除去して創を清浄化するマクロファージなどの炎症細胞が含まれます。つまり、創傷の治癒を促進するためのwound bed preparation（WBP：創面環境調整）に、滲出液が大きな役割を果たします

- しかし"慢性期の創傷"においては、過剰な滲出液は、創面を湿潤させ感染の危険性を高めるとともに、多くの蛋白分解酵素を含み肉芽形成を妨げるため、創傷治癒の遅延の原因になります。よって、慢性期では滲出液量が適切になるようコントロールすることが重要です

- 滲出液の役割を活かしていくために、滲出液を見たときは色・粘稠度・においを観察するとともに、患者の状態、創傷部位、創底と創縁の状態、創傷周囲皮膚の状態、使用するドレッシング材・外用薬の評価を行い、ケア方法を検討していきましょう

ドレッシング材の選択と取り扱いのポイント

ケアのポイントは"滲出液が出てきた理由"と"滲出液の特徴と観察ポイント"を知ること

ドレッシング材を選択する場合、滲出液の量をアセスメントし、ドレッシング材の吸収力を基準にして選択をすることが多いのではないかと思います。

しかしもう一歩踏み込んで、滲出液生成の理由を考えてみましょう。患者の全身状態や局所状態、創傷治癒過程など、さまざまな要因が影響しています（**表1**）。そして表1のうちの何らかの理由で"滲出液が増大している時期"であれば、創の"感染の危険性があるのでは？"と疑い、滲出液の「性状」や「量」を観察しましょう。

滲出液の性状の観察項目には、「色調」「粘稠度」「におい」などがあります（**表2**）。正常な滲出液は、透明色または薄い琥珀色の粘稠度が低い漿液性であり、不快なにおいがない状態です。実際に感染を伴ってくると、悪臭と膿汁の混じった滲出液が急激に増加します。滲出液ににおいが出現したら、さらなる感染徴候を観察していきましょう。

滲出液の量は、"ドレッシング材、あるいはガーゼに付着している滲出液の量"で判断します（**表3**）。滲出液量が少ない場合、創面は乾燥しており、壊死組織が乾燥した痂皮や硬い壊死組織で覆われていることがあります。滲出液量が多い場合、創辺縁が浸軟し、過剰な不良肉芽や創縁の皮膚の白色化を生じることもあります。

滲出液にはさまざまな特徴があるため、その観察ポイントを知りケアに活かすことは重要です。滲出液をコントロールすることは、感染の予防や治療へとつながります。

> 滲出液が増える・減る理由をおさえて、創傷治癒過程の"どんな場面か"を想像しよう！

表1 滲出液生成に影響を与える可能性のある要因

要因	滲出液量が"増えて"いる？	滲出液量が"減って"いる？
創傷治癒過程	●通常の創傷治癒における炎症期	●回復中（増殖期/成熟期）
局所的要因	●局所の感染/バイオフィルム、炎症、外傷（外科的デブリードマン） ●異物 ●浮腫（静脈機能不全、上大静脈閉塞、下大静脈閉塞、静脈・リンパ系機能不全/リンパ浮腫） ●瘻孔（尿瘻、腸瘻、リンパ瘻、関節腔瘻） ●腫瘍	●痂皮のある創傷 ●創傷部位の虚血
全身的要因	●うっ血性心不全・腎不全・肝不全 ●感染/炎症 ●内分泌系疾患 ●医薬品（カルシウムチャンネルブロッカー、非ステロイド系消炎鎮痛薬〈NSAIDs〉、ステロイド、糖尿病治療薬など） ●肥満/栄養失調 ●加齢	●脱水症 ●血液量減少性ショック ●細小血管障害
物理的要因	●創傷部位（下肢、仙骨部など） ●熱 ●薬剤による治療（利尿薬など）または薬剤以外の治療（圧迫）に協力する意思または能力の低下 ●不適切なドレッシング材使用/治療	●不適切なドレッシング材使用/治療

World union of Wound Healing Societies (WUWHS). Principles of best practice : Wound exudates and the role of dressings. A consensus document. London, MEP Ltd, 2007.（日本語版・真田弘美監修：ベストプラクティス 創傷滲出液およびドレッシング材の役割）.
World union of Wound Healing Societies (WUWHS). Consensus Document. Wound exudate, Effective assessment and management. Wounds International, 2019.
以上2文献を参考に作成

表2　滲出液の特徴と観察のポイント

特徴		考えられる原因		特徴		考えられる原因
色調	透明・琥珀色 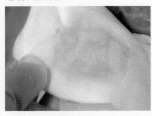	漿液性の滲出液。正常な滲出液とみなされることが多いが、線維素溶解酵素産生菌（黄色ブドウ球菌等）による感染のほか、尿瘻またはリンパ瘻が原因である可能性がある		色調	灰色、青色 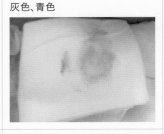	銀含有ドレッシング材使用時に発生する場合がある
	混濁、乳白色、クリーム状 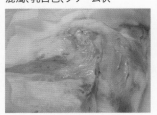	フィブリン網（炎症反応の一つである線維性滲出液）または感染（白血球と細菌を含む化膿性滲出液）である可能性がある		粘稠度	粘性が高い ・粘性が高くガーゼに付着 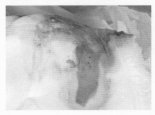 ・粘性が高くドレッシング材より漏出 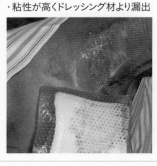	感染や炎症により蛋白含有が多い可能性がある。または壊死組織由来の滲出液、腸瘻からの排液、ドレッシング材、外用薬の残留物である可能性がある
	ピンクまたは赤色 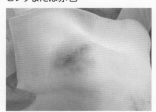	赤血球を含み、毛細血管が損傷している可能性がある（血液性または出血性滲出液）				
	緑色 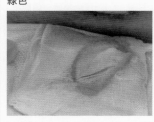	細菌感染を示す可能性がある（緑膿菌等）			粘性が低い	静脈性またはうっ血性心疾患、栄養不良などが原因で蛋白含有が少ない可能性がある。ほかには尿瘻、リンパ瘻、関節腔瘻
	黄色、茶色 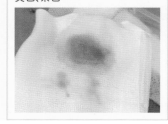	創面のスラフ（黄色調の壊死組織）や腸瘻・尿瘻からの排液である可能性がある		におい	不快	細菌の増殖または感染、壊死組織、洞/腸瘻、尿瘻からの排液

World union of Wound Healing Societies（WUWHS）. Principles of best practice：Wound exudates and the role of dressings. A consensus document. London, MEP Ltd, 2007.（日本語版・真田弘美監修：ベストプラクティス 創傷滲出液およびドレッシング材の役割）.
World union of Wound Healing Societies（WUWHS）. Consensus Document. Wound exudate, Effective assessment and management. Wounds International, 2019.
以上2文献を参考に作成

表3 DESIGN-R®2020を活用した滲出液量の評価方法

	滲出液量	交換回数*1	滲出液の評価の目安	ドレッシング材の状態
e0	なし	なし		
e1	少量	毎日の交換不要	滲出液量は4分の1以下	
e3	中等量	1日1回*2	滲出液量は4分の3以下	
E6	多量	1日2回以上*3	滲出液量は4分の3以上	

＊1：交換回数は、ドレッシング材の種類によって吸水力が異なるため、ガーゼを貼付した場合を想定して評価する
＊2：1日1回の交換でも滲出液があふれ出ている状態であれば、E6と評価する
＊3：1日2回の交換でも滲出液量がごくわずかであれば、e1と評価する

日本褥瘡学会編：改定DESIGN-R®2020コンセンサス・ドキュメント. 照林社, 東京, 2020：14. を参考に作成

ドレッシング材を除去したとき、剥がしたドレッシング材の汚染状況を確認しましょう（**表4**）。これらから滲出液の性状・量をアセスメントし、それに合わせてドレッシング材を選択していきます（**表5**）。あわせてドレッシング材の粘着力、除去時の痛みの有無、交換頻度、固定方法などを観察することも重要です。

表4 ドレッシング材と滲出液の相互作用の評価

状態	ドレッシング材・創面・創周囲皮膚の状態		湿潤環境を達成するためのケア方法
乾燥		● ドレッシング材に汚れがない ● ドレッシング材が創傷に付着している場合もある ● 創底は乾燥し、目に見える湿り気がない ● 血流障害のある創に生じやすい	● 湿潤を維持または供給するドレッシング材を選択する ● 現在のドレッシング材より薄い（吸収力の低い）タイプを用いる ● ドレッシング材の交換回数を減らす
湿った状態	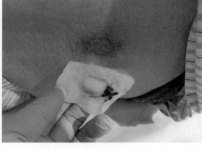 ● ドレッシング材を除去したとき、微量の液体が確認できる ● ドレッシング材は少し汚れている	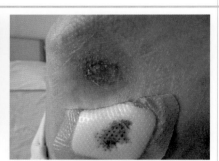	● ドレッシング材の種類に適した交換頻度である ● 多くのケースで滲出液管理の目標となる状況である
湿潤状態	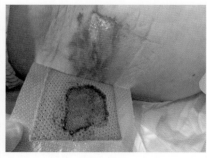 ● ドレッシング材を除去したとき、微量の液体が確認できる ● ドレッシング材はかなり汚れているが、滲出（strikethrough）は起きていない	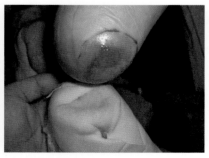	● ドレッシング材の種類に適した交換頻度である

適切な
状態

（次頁につづく）

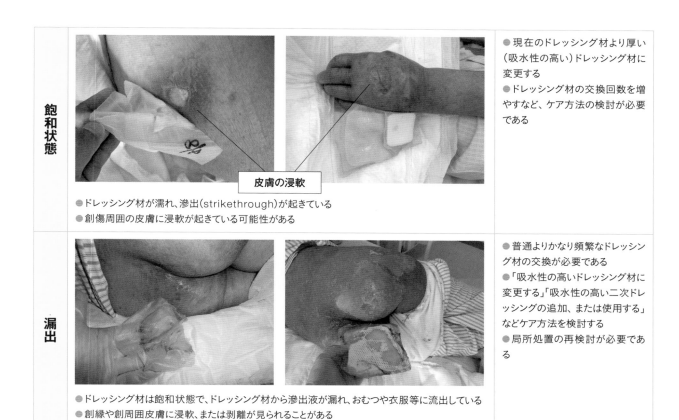

		● 現在のドレッシング材より厚い（吸水性の高い）ドレッシング材に変更する ● ドレッシング材の交換回数を増やすなど、ケア方法の検討が必要である

飽和状態

皮膚の浸軟

● ドレッシング材が濡れ、滲出（strikethrough）が起きている
● 創傷周囲の皮膚に浸軟が起きている可能性がある

漏出

		● 普通よりかなり頻繁なドレッシング材の交換が必要である ● 「吸水性の高いドレッシング材に変更する」「吸水性の高い二次ドレッシングの追加、または使用する」などケア方法を検討する ● 局所処置の再検討が必要である

● ドレッシング材は飽和状態で、ドレッシング材から滲出液が漏れ、おむつや衣服等に流出している
● 創縁や創周囲皮膚に浸軟、または剥離が見られることがある

World union of Wound Healing Societies（WUWHS）, Principles of best practice：Wound exudates and the role of dressings. A consensus document. London, MEP Ltd, 2007.（日本語番・真田弘美監修：ベストプラクティス 創傷滲出液およびドレッシング材の役割）. を参考に作成

表5 滲出液が"少ない""多い"場合に用いるドレッシング材

ドレッシング材の選択

使用材料	商品名	販売会社名	吸収量
ハイドロコロイド	デュオアクティブ®ET	コンバテックジャパン株式会社	●●
	デュオアクティブ®CGF	コンバテックジャパン株式会社	●●●
	アブソキュア®−サジカル	株式会社ニトムズ	●●
	3M™テガダーム™ハイドロコロイドライト	スリーエムジャパン株式会社	●●
	レプリケア®ET	スミス・アンド・ネフュー株式会社	●●
銀含有ハイドロコロイド	バイオヘッシブ®Ag	アルケア株式会社	●●
薄型ポリウレタンフォーム	ハイドロサイト®薄型	スミス・アンド・ネフュー株式会社	●●
薄型ポリウレタンフォーム/ソフトシリコン	メピレックス®ライト	メンリッケヘルスケア株式会社	●●●
ハイドロポリマー	ティエール™	ケーシーアイ株式会社	●●●

滲出液が"少ない"場合に向く

吸収量は増加する

（次頁につづく）

種類	製品名	会社名	吸収量
ポリウレタンフォーム/ソフトシリコン	メピレックス®ボーダーフレックス	メンリッケヘルスケア株式会社	●●●●
	バイアテン®シリコーン	コロプラスト株式会社	●●●●
	ハイドロサイト®ADジェントル	スミス・アンド・ネフュー会社株式	●●●●
銀含有ポリウレタンフォーム/ソフトシリコン	メピレックス®Ag	メンリッケヘルスケア会社株式	●●●●
	メピレックス®ボーダーAg	メンリッケヘルスケア会社株式	●●●●
	ハイドロサイト®ジェントル銀	スミス・アンド・ネフュー株式会社	●●●●
アルギン酸塩	カルトスタット®	コンバテックジャパン株式会社	●●●●
	ソーブサン	アルケア株式会社	●●●●
	アルゴダーム トリオニック	スミス・アンド・ネフュー株式会社	●●●●
アルギン酸Ag	アルジサイト銀	スミス・アンド・ネフュー株式会社	●●●●
親水性メンブラン（キチン）	ベスキチン®W-A	村中医療器株式会社	●●●●
銀含有ハイドロファイバー®	アクアセル®Ag	コンバテックジャパン株式会社	●●●●▶
銀含有ハイドロファイバー®/ポリウレタンフォーム/ソフトシリコン	アクアセル®Agフォーム	コンバテックジャパン株式会社	●●●●▶
ポリウレタンフォーム	ハイドロサイト®プラス	スミス・アンド・ネフュー株式会社	●●●●●
銀含有ハイドロファイバー®テクノロジー	アクアセル®Agアドバンテージ	コンバテックジャパン株式会社	●●●●●●▶

吸収量は増加する　滲出液が"多い"場合に向く

溝上祐子：ドレッシング材の特徴と使用テクニック. 宮地良樹, 溝上祐子 編, 褥瘡治療・ケアトータルガイド, 照林社, 東京, 2009：193. より一部改変

滲出液が"多い"場合は、壊死組織の除去を念頭におく

感染創、感染はコントロールされているとしても壊死組織が残存しており、その融解が進んでいる時期、あるいは大きなポケットを有する場合には、滲出液が多量に認められます。

つまり壊死組織が除去されない限り感染のリスクは持続するため、滲出液は多量になります。よって、壊死組織の除去を心がけるとともに、吸水性が高く、吸収した液体を戻さないドレッシング材（銀含有ポリウレタンフォーム/ソフトシリコン、銀含有ハイドロファイバー®）を選択していきます（**症例1**）。

感染徴候のある場合は、感染を助長する可能性もあるため密封状態を避け、頻回な交換が行えるよう、剥離刺激の少ない銀含有ポリウレタンフォーム/ソフトシリコン、銀含有アルギン酸塩、銀含有ハイドロファイバー®、銀含有ハイドロファイバー®テクノロジーを選択します。滲出液の多い下腿潰瘍への対処例を**症例2**に示します。

なお、多量の滲出液によりドレッシング材が緊満する場合、内圧が高くなり創部の血行を阻害したりすることもあるため、二次ドレッシングの一部を開放したり（**図1**）、穴を開けてドレナージを図ることがあります。

図1　滲出液が多い場合の二次ドレッシング材の工夫

●創部を圧迫するほどの多量の滲出液の場合に行うとよい

二次ドレッシングの一部を開放する

二次ドレッシング材（ここでは優肌パーミロール®HS）

壊死組織をデブリードマンした後に、カデックス®軟膏を塗布したガーゼを創面に貼付

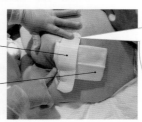

肛門側は二次ドレッシングのフィルムを貼るが…
便による汚染などを予防するために、肛門側はフィルムを密着させて貼付

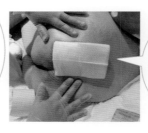

頭側は固定しない
このことによってドレナージを図る

滲出液が"多い"医療関連機器圧迫創傷（MDRPU）

● 10歳代、男児。脳性麻痺、環軸椎亜脱臼、頸髄損傷による呼吸機能障害のため自家骨移植、脊椎固定術を施行後、ハローベストによる圧迫で左肩甲骨下に医療関連機器圧迫創傷（MDRPU）が発生した（①）

● ハローベストは、MDRPUが発生しても3か月は固定が必要なため、装着した状態でケアを行わなければならない状況だった。創周囲に炎症徴候と多量の滲出液、ケア施行時に痛みが認められた（②）

● そこで、MDRPU部位を拭き取るだけの洗浄剤で洗浄後、感染のリスクと創処置に伴う痛みの緩和を図る目的で銀含有ポリウレタンフォーム/ソフトシリコン（メピレックス®ボーダーAg）を貼付した。その上からウレタンフォームを挿入し、骨突出部に発生したMDRPUへの持続的な圧迫を防ぐケアを行った（③）

● 各診療科と連携を図りケアを行った結果、ハローベスト固定による治療を継続することができ、MDRPUは治癒した

① ハローベストによる圧迫で発生したMDRPU

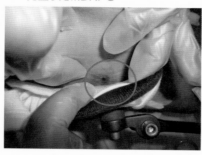

② 創周囲に炎症徴候と多量の滲出液、ケア施行時に痛みが認められた

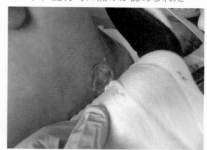

③ 銀含有ポリウレタンフォーム/ソフトシリコン貼付後にウレタンフォームを挿入

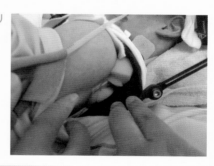

滲出液が"多い"創傷

● 70歳代、女性、腹部大動脈瘤。人工血管置換術後に急性心不全を発症した。造影CTにて右浅大腿動脈閉塞を確認、右下肢色調不良、大腿動脈以遠は超音波ドプラによる血流評価も難しく、水疱破綻に伴う多量の滲出液が認められた（①）

● 弱酸性石けんと微温湯を用いて創傷部位を愛護的に洗浄した

● 感染のリスクを減らし、苦痛の緩和を考え創処置に要する時間と回数を減らすことを検討した

● 創傷部位には、粘稠性滲出液の管理も可能な吸水性、BTC（塩化ベンゼトニウム）といわれる界面活性剤とEDTA（金属キレート剤）という化合物が含まれた抗菌作用のある銀含有ハイドロファイバー®（アクアセル®Agアドバンテージ）を貼付した（②）

● 剥離刺激がやさしいドレッシング材（デルマエイド®）と不織布ガーゼを貼付し、その上からフェルト状の包帯（ソフトベンダー®）を用いて固定し、安楽な体位がとれるように配慮した

● 滲出液と創の状況の変化を観察しながら交換した

① 水疱破綻に伴う多量の滲出液により、皮膚の浸軟と剥離が認められる

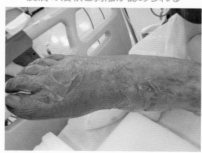

② アクアセルAg®アドバンテージを貼付

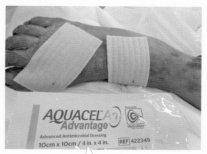

感染コントロールと患者の疼痛緩和を考えて、剥離刺激の少ない抗菌作用のあるアクアセルAg®アドバンテージを選択

滲出液が"少ない"場合は、水分の供給を意識した選択を

　壊死組織の自己融解が始まる前の、表面が黒く乾燥した時期、表皮化が進行する時期、壊死組織が減少し肉芽が増生する時期は、滲出液が減少していることが多いでしょう。そこで、水分の供給や保湿を目的にドレッシング材を選択します。

　乾燥した創に対しては、外科的デブリードマンとともに、壊死組織に水分を供給し、軟化させ自己融解を促すドレッシング材（ハイドロジェル）を選択します。ジェル状とシート状のものがあり、ジェル充填時には二次ドレッシング材で固定します。壊死組織除去の目的で使用する場合は、早めに交換しましょう。

　表皮化が進んでいる時期や肉芽が増生する時期は、創サイズと吸水力に応じた固着性のドレッシング材を選択します。滲出液の状況に合わせて交換間隔を延ばすことができるため、半透明や薄いタイプのドレッシング材（ハイドロコロイド、薄型ポリウレタンフォーム、薄型ポリウレタンフォーム/ソフトシリコン）を選択すると創面の状況の観察が可能となります（ただし7日以上は連用しない）。このときの対応例を**症例3**に示します。

　なお、表皮化が進んでいるときにはドレッシング材の交換時に新生表皮を剥離してしまうことがあるため、不要な交換を控え、愛護的に剥離するなど注意していきます。

症例❸　滲出液が"少ない"褥瘡

●50歳代、女性、腎がん。在宅にて褥瘡発生

●がん性疼痛と倦怠感により、活動性・可動性が低下し、骨突出部位に同一体位による褥瘡が発生した（①）

●週2回の訪問看護を利用していたことから、訪問看護師と相談し、ドレッシング材の汚染状況を確認しながら交換間隔を延ばすことができる薄型ポリウレタンドレッシング（ハイドロサイト®薄型）を使用したことで（②）、在宅での褥瘡ケアが継続できた

① 褥瘡の発生

創が乾燥している

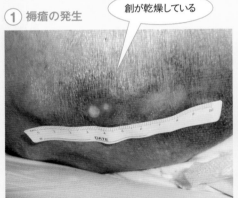

② ハイドロサイト®薄型を貼付

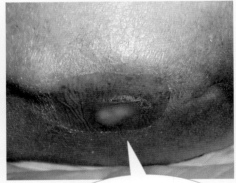

観察しやすく交換の頻度を検討しやすいハイドロサイト®薄型を使用

> **POINT**
> ●半透明や薄いタイプのドレッシング材では、滲出液の状況が観察しやすく、状況に合わせて交換間隔を延ばしやすい（ただし7日以上は連用しない）

TIMEコンセプトに基づいた褥瘡の局所治療

褥瘡の局所治療を行うとき、「ドレッシング材を選択するのか?」「外用薬を選択するのか?」など、迷うことは多いと思います。目の前にある褥瘡がどのような状態であるのかを評価し、ドレッシング材や外用薬を選択することが必要です。

ここでは、WBP(創面環境調整)の概念をまとめたTIMEコンセプトに沿って「滲出液が多い」「滲出液が少ない」場合の外用薬の選択のポイントについて示します。

慢性期褥瘡治療を行うなかで「肉芽形成が進まない」「上皮形成が始まらない」など、治らない褥瘡に遭遇することがあると思います。そのような、治療に反応しない褥瘡の局所評価のポイントを列挙し、治療とケアに介入することをTIMEコンセプトといいます。

創傷治癒の阻害要因となる以下の4項目、

①壊死組織・活性のない組織(Tissue non-viable or deficient)
②感染または炎症(Infection or Inflammation)
③湿潤の不均衡(Moisture imbalance)
④創辺縁の表皮伸展不良あるいは表皮の巻き込み(Edge of wound-non advancing or undermined epidermal margin)

の頭文字をとり、TIMEと呼んでいます。

TIMEコンセプトで褥瘡を評価し治療を行う場合、「T」→「I」→「M」→「E」の順に行います。「T:壊死組織の除去」「I:感染のコントロール」の時期は、褥瘡の状態も悪く滲出液が増加し頻回な洗浄も必要となることから、外用薬を選択するほうがよいと思われます。「M:湿潤環境の維持を図る」「E:表皮化への工夫を行う」の時期は、頻回な洗浄も不要となり滲出液の状況に合わせて交換間隔を延ばすため、ドレッシング材を選択した褥瘡治療を行う場合が多いです(**表6**)。

軟膏基剤と滲出液の量との関係

外用薬は、「主薬」(薬効成分)と「基剤」(軟膏の外観)の組み合わせでできています。基剤にはそれぞれ特性があり、褥瘡の治療においては、創の滲出液の量と基剤の"水分の吸収性""保湿性""補水性"をアセスメントしながら外用薬を選択します。

外用薬の軟膏基剤は、「疎水性基剤(油脂性基剤)」と「親水性基剤(乳剤性基剤・水溶性基剤)」に分けられます。疎水性基剤(油脂性基剤)は、保湿力に優れており、滲出液の量が少ない創の湿潤環境を保つことができます。

親水性基剤(乳剤性基剤:W/O型)は、水分は含まれるが油分が多いため、親水性であっても滲出液の吸収はほとんどなく、創を保護・保湿する目的で使用されます。

親水性基剤(水溶性基剤)は、滲出液が多い創面の吸収力に優れており、親水

表6 **TIMEコンセプトに基づいた褥瘡治療**

定義	具体的な対応	
Tissue non-viable or deficient:壊死組織・活性のない組織	壊死組織を除去する	外用薬の適応は褥瘡が悪い時期
Infection or Inflammation:感染または炎症	感染をコントロールする	
Moisture imbalance:湿潤の不均衡	湿潤環境の維持を図る(肉芽形成の促進)	ドレッシング材の適応が多い
Edge of wound-non advancing or undermined epidermal margin:創辺縁の表皮伸展不良あるいは表皮の巻き込み	表皮化への工夫を行う	

性基剤（乳剤性基剤：O/W型）は水分を多く含むため、滲出液の量が少ない創面に対して、水分を補水する機能があります。代表的な基剤として、油脂性基剤は白色ワセリン、乳剤性基剤は親水クリームと吸水クリーム、水溶性基剤はマクロゴール軟膏があります。基剤の特性を利用して湿潤コントロールを行い、薬効成分の効果とともに褥瘡の治癒促進を図ることが必要です（**表7**）。

TIMEコンセプトに基づいた外用薬の選択と取扱いのポイント

TIMEコンセプトに基づいて、滲出液が"少ない""多い"外用薬の選択について、**表8**にまとめました。

1）「T：壊死組織の除去」を目的とした外用薬の選択

壊死組織は細菌増殖の温床となるだけでなく、肉芽組織の増生や創の収縮を妨げるため、壊死組織を除去することが必要です。薬効に壊死組織除去作用を有する外用薬、もしくは基剤の特性を利用しながら壊死組織のデブリードマンを行います。

①化学的デブリードマン

蛋白分解酵素により、少しずつ壊死組織を分解し除去します。水分を吸収するマクロゴール基剤であるため、壊死組織があり滲出液の多い創に適しています。ブロメライン（ブロメライン軟膏）は、正常皮膚に付着すると刺激性があるため、創周囲の健常皮膚にワセリンなどを塗布して保護します。

②自己融解を用いる方法

乳剤性基剤（O/W型）の含有する水分を壊死組織に補水して軟化させ、自己融解の促進や外科的デブリードマンを進め

やすくする方法です。スルファジアジン銀クリーム（ゲーベン®クリーム）は抗菌作用もあるため、臨床の場では頻繁に使用されています（**症例4**、p.80）。

③その他の方法

軟膏基剤のデキストリンポリマーを滲出液が多い褥瘡に使用することで、膿、滲出液、細菌などを吸収・吸着し、基剤のデキストリンポリマーを洗い流すときに壊死組織も洗い流される効果的な方法です。臨床の場では、カデキソマー・ヨウ素（カデックス®）とデキストラノマー（デブリサン®ペースト）が使用されています。

2）「I：感染のコントロール」を目的とした外用薬の選択

褥瘡に感染・炎症を伴う場合、感染抑制作用のあるカデキソマー・ヨウ素（カデックス®）、ポビドンヨード・シュガ

表7 外用薬の軟膏基剤と滲出液の量との関係

滲出液	分類		基剤の種類		外用薬
多 ↑ ↓ 少	親水性基剤	水溶性基剤	マクロゴール軟膏（＋ビーズ）		カデックス®軟膏0.9%
			マクロゴール400（＋ビーズ）		デブリサン®ペースト
			マクロゴール軟膏（＋白糖）		ユーパスタコーワ軟膏
			マクロゴール軟膏		アクトシン®軟膏3%
					ブロメライン軟膏5万単位/g
	疎水性基剤	油脂性基剤	鉱物性 動植物性	白色ワセリン、プラスチベース、単軟膏、亜鉛華軟膏	亜鉛華軟膏
					アズノール®軟膏0.033%
					プロスタンディン®軟膏0.003%
	親水性基剤	乳剤性基剤	油中水型（W/O）	吸水クリーム、コールドクリーム 親水ワセリン、ラノリン	リフラップ®軟膏5%
					ソルコセリル®軟膏5%
			水中油型（O/W）	親水クリーム、バニシングクリーム	オルセノン®軟膏0.25%
					ゲーベン®クリーム1%

古田勝経：褥瘡局所治療における薬剤選択の考え方．宮地良樹，溝上祐子 編，褥瘡治療・ケアトータルガイド．照林社，東京，2009：126．より一部改変

表8 TIMEコンセプトに基づいた滲出液が"少ない""多い"に用いる外用薬

定義	対応	使用材料	外用薬	販売会社名	滲出液の量
Tissue：壊死組織・活性のない組織	壊死組織の除去	カデキソマー・ヨウ素	カデックス®軟膏0.9%	スミス・アンド・ネフュー株式会社	多量
		ヨウ素軟膏	ヨードコート®軟膏0.9%	帝國製薬株式会社	多量
		ポビドンヨード・シュガー	ユーパスタコーワ軟膏	興和株式会社	中程度～多量
		デキストラノマー	デブリサン®ペースト	佐藤製薬株式会社	多量
		ブロメライン	ブロメライン軟膏5万単位/g	マルホ株式会社	多量
		スルファジアジン銀	ゲーベン®クリーム1%	田辺三菱製薬株式会社	少量
Infection or Inflammation：感染または炎症	感染のコントロール	カデキソマー・ヨウ素	カデックス®軟膏0.9%	スミス・アンド・ネフュー株式会社	多量
		ヨウ素軟膏	ヨードコート®軟膏0.9%	マルホ株式会社	多量
		ポビドンヨード・シュガー	ユーパスタコーワ軟膏	興和株式会社	中程度～多量
		スルファジアジン銀	ゲーベン®クリーム1%	田辺三菱製薬株式会社	少量
Moisture imbalance：湿潤の不均衡	肉芽形成の促進	ブクラデシンナトリウム	アクトシン®軟膏3%	マルホ株式会社	中程度～多量
		アルプロスタジル アルファデクス	プロスタンディン®軟膏0.003%	小野薬品工業株式会社	中程度～少量
		トラフェルミン(bFGF)	フィブラスト®スプレー250／スプレー500	科研製薬株式会社	少量
Edge of wound：創辺縁の異常	上皮化を図る	ドレッシング材を選択する場合が多い。もしくは、ワセリン(プロペト®)、ステロイド軟膏(リンデロン®-VG軟膏)を用いる場合がある			

ー(ユーパスタコーワ軟膏など)、ヨウ素軟膏(ヨードコート®軟膏)、スルファジアジン銀(ゲーベン®クリーム)が使用されます。この時期は、滲出液の量も多いため、親水性基剤であるカデキソマー・ヨウ素(カデックス®)、ヨウ素軟膏(ヨードコート®軟膏)、ポビドンヨード・シュガー(ユーパスタコーワ軟膏)など、吸水力のあるヨウ素製剤が効果的です(**症例5**、p.81)。スルファジアジン銀(ゲーベン®クリーム)は、水分の多い乳剤性基剤であるため、滲出液の多い感染創への使用は控え、「緑膿菌感染が強い場合」、「壊死組織を軟化させ、自己融解の促進やデブリードマンを行う場合」に使用します。

3)「M：肉芽形成の促進」を目的とした外用薬の選択

1日1回のガーゼ交換で滲出液がコントロールされるようになり、健康な肉芽の増生が始まった場合は、ドレッシング材の適応の時期とも考えられます。しかし、頻回なドレッシング交換を必要とする部位に褥瘡がある場合や、褥瘡の大きさと形状、滲出液の量によっては、外用薬を使用するほうがよい場合もあります。

その場合は、各種肉芽形成促進剤であるトラフェルミン(フィブラスト®スプレー250／スプレー500)、ブクラデシンナトリウム(アクトシン®軟膏)、アルプロスタジル アルファデクス(プロスタンディン®軟膏)などを使用します。滲出液の量とともに、水分の多い浮腫状の肉芽や水分の不足した乾燥性の肉芽など、肉芽の性状の観察も行いながら外用薬を選択します。

＊

滲出液は、創の状態の変化と創傷治癒を遷延させている要因を教えてくれるサインです。滲出液の性状や量を継続的に評価し、創の状態と滲出液の状況に応じたドレッシング材・外用薬を選択することが必要です。そのためには、各ドレッ

症例④ 渗出液が少ない褥瘡

●60歳代、男性。貧血、低栄養状態、感染性腸炎にて救急搬送された

●仙骨部と左坐骨部には褥瘡が発生しており、創周囲組織の腫脹と硬結、色素沈着部位には表皮欠損が認められた（①）

●仙骨部の褥瘡は、感染はコントロールされていたが、創底は黄色の壊死組織で覆われている状態であった。1日数回の下血が持続しており、創面の感染予防と壊死組織を除去する必要があった。抗菌作用と壊死組織を軟化させ外科的デブリードマンが行えるように、スルファジアジン銀（ゲーベン®クリーム）を塗布したあと非固着性ガーゼを貼付し（②）、1日1回の交換を行った

●壊死組織がやわらかくなったので（③）、外科的デブリードマンを施行し、創底とポケットが明らかになった（④）

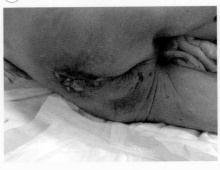
① 仙骨部と左坐骨部に褥瘡が発生していた

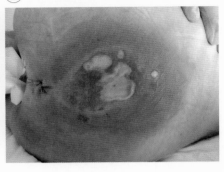
② 創底は黄色壊死組織で覆われている状態

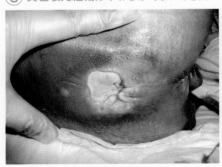
③ 黄色壊死組織はやわらかくなってきた

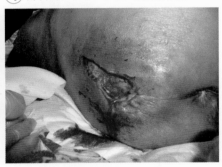
④ 外科的デブリードマンを施行した

シング材や外用薬の特徴を理解することが重要です。

そして、患者・家族の気持ちを理解し、患者・家族とともに創傷ケアを行っていくことが望まれます。

〈引用文献〉
1. World union of Wound Healing Societies (WUWHS). Principles of best practice：Wound exudates and the role of dressings. A consensus document. London, MEP Ltd, 2007.（日本語版・真田弘美監修：ベストプラクティス 創傷渗出液およびドレッシング材の役割）.
2. 日本褥瘡学会 編：褥瘡ガイドブック 第2版. 照林社, 東京, 2015：53-60.
3. World union of Wound Healing Societies (WUWHS)：Consensus Document. Wound exudate；effective assessment and management. Wounds International, 2019.
4. 日本褥瘡学会編：改定DESIGN-R®2020コンセンサス・ドキュメント. 照林社, 東京, 2020：14.
5. 溝上祐子：ドレッシング材の特徴と使用テクニック. 宮地良樹, 溝上祐子 編, 褥瘡治療・ケアトータルガイド. 照林社, 東京, 2009：190-196.
6. 古田勝経：褥瘡局所治療における薬剤選択の考え方. 宮地良樹, 溝上祐子 編, 褥瘡治療・ケアトータルガイド. 照林社, 東京, 2009：124-129.

〈参考文献〉
1. 大浦紀彦："見てわかる"選択基準：ドレッシング材 3つのタイプと選択. エキスパートナース2013；29（4）：88-95.
2. 真田弘美：褥瘡ケアのカギを握る！「渗出液」の見方とドレッシング材の選び方. エキスパートナース2014；30（3）：53-87.
3. 清藤友里絵：ドレッシング材交換時の「渗出液が多い・少ない」の判断、どのように行う？. 館正弘監修, 褥瘡治療・ケアの「こんなときどうする？」. 照林社, 東京, 2015：218-223.
4. 前川武雄：皮膚科医が教えるドレッシング材の選び方と使い方. 月刊ナーシング 2019；39（8）：73-110, 2019.
5. 安田浩："見てわかる"選択基準：外用剤（軟膏）3つのタイプと選択. エキスパートナース2013；29（4）：96-107.

●60歳代、男性、橋本脳症

●仙骨部に感染・炎症を伴う褥瘡を発生した患者が入院した。褥瘡部位は黒色壊死組織が固着した状態で、発赤・腫脹・熱感・悪臭が認められた（①）。38℃台の発熱をきたしており、褥瘡が感染源と考えられた

●外科的デブリードマンを施行し、排膿と洗浄を行った。感染抑制作用と壊死組織除去、滲出液抑制作用を併せもつポビドンヨード・シュガー（ユーパスタコーワ軟膏）を塗布したガーゼを創面に貼付した。また、抗生物質投与による全身管理を開始した

●滲出液の色調、粘稠度、においなどの性状と滲出液の量、患者の状態、創傷部位、創底と創縁の状態、創傷周囲皮膚の状態を観察しながら（③）、1日2～3回、弱酸性石けんと十分な量の微温湯を用いて創傷部位を洗浄した

●デブリードマンを繰り返し、局所の感染もコントロールすることができたため局所陰圧閉鎖療法が開始となった（④）

① 仙骨部に炎症・感染を伴う褥瘡が発生していた

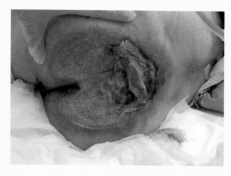

② 外科的デブリードマン後にポビドンヨード・シュガー（ユーパスタコーワ軟膏）を用いた局所ケアを滲出液の量に応じて1日2～3回施行した

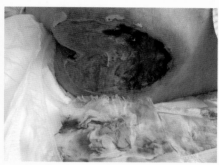

③ 外科的デブリードマンを繰り返すことで壊死組織も除去され、感染もコントロールすることができた

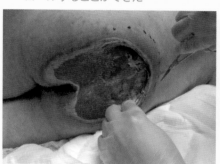

④ 局所陰圧閉鎖療法が開始となった

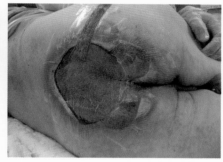

創底が「浅い」「深い」場合

海田真治子

● POINT ●

- 褥瘡は「深さ」によって治癒過程が異なる。そのため、「浅い褥瘡」と「深い褥瘡」に分けて考える必要がある
- 浅い褥瘡では、創縁や皮膚付属器の周囲から細胞の遊走が起こり上皮化が進む。深い褥瘡では、欠損部分が肉芽組織で再構築されて創縁から上皮化が進む
- 深い褥瘡で治療を行ってもなかなか創傷治癒が進まない場合は、感染やクリティカルコロナイゼーションを疑う必要がある

まず知りたい！ 「創の深さ」はなぜ、どう判別する？

- 創の深さによって、治癒過程が異なり、その後の対応が異なる
→
- 創底の"浅い""深い"を見きわめる
- 判別のポイントは、基底細胞の存在

- 褥瘡を観察するときには必ず、「浅い褥瘡」と「深い褥瘡」に分類して考えます。なぜなら、創の深さによって、治癒過程が異なってくるからです（左）

浅い創の場合
- 基底細胞は真皮内の皮膚付属器（毛包や脂腺、汗腺）に存在します。真皮層までの浅い創であれば、創縁や皮膚付属器の周囲から細胞の遊走が起こり、上皮化が進みます（再生治癒）
- 管理としては創を保護し、適度な湿潤環境を保つことが重要です

深い創の場合
- 欠損部分が肉芽組織で再構築されたあと、創縁から上皮化が進みます（瘢痕治癒）。よって、まずは壊死組織や感染など創傷治癒を妨げる要因を解消し、その後の治療方針を立てていくことが重要です

基底細胞（皮膚付属器）が残っていれば再生しやすい！（浅い）

基底細胞
表皮
真皮
皮下組織
筋膜
筋層

Ⅰ度　Ⅱ度浅層　Ⅱ度深層　Ⅲ度
再生治癒　　　瘢痕治癒

日本褥瘡学会編：褥瘡ガイドブック 第2版. 照林社, 東京, 2015. を参考に作成

真皮までの褥瘡＝創底が"浅い"褥瘡

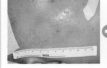 →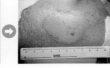

- この症例はドレッシング材使用により3日間で上皮化した

皮下組織を越える褥瘡＝創底が"深い"褥瘡

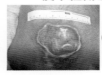 →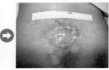

- この症例は創内持続陰圧洗浄を実施し、肉芽形成を認めた後に植皮術を行った
- 2か月後、上皮化した

ドレッシング材・外用薬の選択と取り扱いのポイント

ドレッシング材は保険償還の表でおおむね対応できる

ドレッシング材は、保険償還上の区分（p.9〜10参照）で、創の深さによって「①真皮に至る創傷用」「②皮下組織に至る創傷用」「③筋・骨に至る創傷用」に分けられています。主なものを**表1**に示しました。

ドレッシング材が請求できるのは3週間まで

ドレッシング材の保険適用期間は2週間（限度は3週間）までとされています。しかし、多くの慢性創傷の場合、期間内での治癒は困難な場合が多いため、創の状態に応じ、処置方法を検討しましょう。

例えば、硬い壊死組織がある褥瘡で考えると、まずは壊死組織の除去（N→n）を目的として外科的デブリードマンを実施し、自己融解を促す目的で外用薬（ゲーベン®クリーム、ブロメライン軟膏）を使用します。壊死組織が減少してきたら肉芽形成促進（G→g）作用のある外用薬（アクトシン®軟膏、オルセノン®軟膏など）や、ドレッシング材の選択を行います。ドレッシング材は滲出液の量に応じて湿潤環境維持ができるものを選択しましょう。

壊死組織の自己融解促進目的でドレッシング材を使用するときはハイドロジェル（イントラサイト ジェル システム、グラニュゲル®）を選択します。前述同様、壊死組織が減少してきたところで肉芽形成促進作用のある外用薬（もしくはドレッシング材）に変更します。

創底が"浅い"場合は、創面の保護と湿潤環境保持

創底が浅い創傷の場合は、創面の保護と適切な湿潤環境の保持が重要です。浅い＝真皮までの損傷で保険適用されるドレッシング材は「ハイドロコロイド」「ポリウレタンフォーム」「ハイドロジェル」です。ただし、滲出液が多い場合は創周囲皮膚やドレッシング材貼付部の皮膚が浸軟してしまうことがあります（**症例1**、p.85）。浸軟は、感染や創の拡大を招きます。

そこで、この場合は吸水性の高いドレッシング材（保険適用外）を使って滲出液のコントロールを図ることで、適度な湿潤環境をつくります。

急性期褥瘡（発赤、暗紫色、DTIなど）に外用薬を使用する場合は、皮膚を保護・保湿するために白色ワセリン、炎症を抑えるために非ステロイド外用薬、ヒルドイド®軟膏、アズノール®軟膏などを使用します。

びらん・浅い潰瘍の治療で外用薬を使用する場合は、白色ワセリン、酸化亜鉛、アズノール®軟膏などを用いて創面の保

浅い？ 深い？ 迷うときの見きわめポイント

創底に壊死組織がある場合は、深さが判定できません。そのときは写真のように、「創底」と「創縁」の段差、そして創底の状態を観察してください。深さが推測できます。

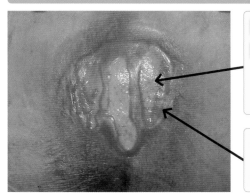

「浅い褥瘡」と判断した症例の見きわめポイント

Q 創底の赤い点は何？

A 毛包などの皮膚付属器です！

p.67の皮膚の解剖を参照してください。
毛包（皮膚付属器）が見えるということは、これは真皮層の中ほどと考えます。よって、「浅い褥瘡」と推測できます。

さらに…創底と創縁の段差がありません

この部分は、創縁から上皮化が進んできています。

表1 創底が"浅い""深い"褥瘡の主な皮膚欠損用創傷被覆材（ドレッシング材）

ドレッシング材の選択

つまり、「浅い褥瘡」

保険償還			使用材料	商品名	会社名(販社)
真皮に至る創傷用（A）			親水性メンブラン	ベスキチン®W	ニプロ株式会社
			ハイドロコロイド	アブソキュア®-サジカル	日東電工株式会社/株式会社ニトムズ
				3M™ テガダーム™ ハイドロコロイド ライト	スリーエム ジャパン株式会社
				デュオアクティブ®ET	コンバテック ジャパン株式会社
				レプリケア®ET	スミス・アンド・ネフュー株式会社
			ハイドロジェル	ビューゲル®	ニチバン株式会社/大鵬薬品工業株式会社
			ポリウレタンフォーム	ハイドロサイト®薄型	スミス・アンド・ネフュー株式会社
				メピレックス®ライト	メンリッケヘルスケア株式会社
				メピレックス®ボーダー ライト	
皮下組織に至る創傷用（B）	標準型（B1）		ハイドロコロイド	アブソキュア®-ウンド	日東電工株式会社/株式会社ニトムズ
				3M™ テガダーム™ ハイドロコロイド ドレッシング	スリーエム ジャパン株式会社
				コムフィール	コロプラスト株式会社
				コムフィール プラス	
				デュオアクティブ®	コンバテック ジャパン株式会社
				デュオアクティブ®CGF	
				レプリケア® ウルトラ	スミス・アンド・ネフュー株式会社
			親水性メンブラン	ベスキチン®W-A	ニプロ株式会社
			親水性ファイバー	アルゴダーム トリオニック	スミス・アンド・ネフュー株式会社
				アルジサイトAg	
				カルトスタット®	コンバテック ジャパン株式会社
				アクアセル®	コンバテック ジャパン株式会社
				アクアセル®Ag	
				アクアセル®フォーム	
				アクアセル®Agフォーム	
			ポリウレタンフォーム	ティエール™	ケーシーアイ株式会社
				3M™ テガダーム™ フォーム ドレッシング	スリーエム ジャパン株式会社
				ハイドロサイト®プラス	スミス・アンド・ネフュー株式会社
				ハイドロサイト®AD プラス	
				バイアテン	コロプラスト株式会社
				バイアテン®シリコーン＋	
			ポリウレタンフォーム	ハイドロサイト®AD ジェントル	スミス・アンド・ネフュー株式会社
				ハイドロサイト®ライフ	
				メピレックス®	メンリッケヘルスケア株式会社
	異形型（B2）		ハイドロジェル	イントラサイト ジェル システム	スミス・アンド・ネフュー株式会社
				グラニュゲル®	コンバテック ジャパン株式会社

つまり、「深い褥瘡」

創の状態（滲出液・感染・壊死組織など）によっては、深さの区分外のドレッシング材を使用することもある（保険適用外）

日本医療機器テクノロジー協会 創傷被覆材部会作成：創傷被覆保護材等一覧表（第29版）2020年9月1日改訂を参考に作成

護と適度な湿潤環境を維持します。

浅い潰瘍で肉芽増殖や上皮化を促したいときはプロスタンディン®軟膏やアクトシン®軟膏などを用います。これらの外用薬は深い褥瘡で肉芽増殖期にも使用されます。

びらん・浅い潰瘍なのになかなか褥瘡が治らない、滲出液が多い、周囲皮膚が浸軟するなどの局所所見がある場合は、クリティカルコロナイゼーションを疑います。そのときはゲーベン®クリームやユーパスタコーワ軟膏などを用いることもあります。

処置方法を変更した際は、必ず創の評価を行い、選択したドレッシング材や外用薬の効果をアセスメントしましょう。

創底が"深い"場合は、創底の評価が重要

創底が深い場合は、創底評価が重要です。多くは"慢性期の"深い創傷の場合が多いため、肉芽の状態、滲出液の量、壊死組織の有無、感染の有無、創傷の大きさ、ポケットの有無、創縁の状態などの観察を行い、ドレッシング材を選択します。選択の基準は表1を参照してください。深い創傷に対応した例を**症例2**に示します。

特に創底が深い場合は、創内に充填することが可能なハイドロファイバー®やアルギン酸塩を選択します。また、これらを使用する際の注意点として以下があります（**図1**）。

①ポケット内に充填するときは過度に充填しすぎない（充填しすぎると滲出液を吸収したドレッシング材が膨潤し、肉芽を圧迫する原因になりかねない）

②交換時は、ポケット内にドレッシン

症例❶ **創底は"浅い"が、滲出液の多い創傷**

● 創底が「浅い」場合は、創の乾燥を避け、湿潤環境を維持することが重要である

● この症例のように、滲出液が創に貯留し（①）、創周囲皮膚が浸軟するのは、治癒環境としてはよくない[3]

● こういう場合は、吸水性の高い（アルギン酸塩、銀含有アルギン酸塩、ポリウレタンフォーム、ポリウレタンフォーム/ソフトシリコン、銀含有ポリウレタンフォーム/ソフトシリコン、（銀含有）ハイドロファイバーなど）ドレッシング材を一時的に使用する（保険適用外）

● 局所の写真だけでなく、ドレッシング材の貼付状況や、貼付面の様子などを写真に残しておくと、ドレッシング材の変更理由など、スタッフ間で情報の共有・評価がしやすくなる（②）

①貼付時

②剥がしたあと

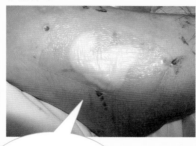
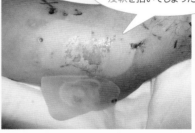

> 滲出液が多くて、創周囲の浸軟を招いてしまった！

> 創底が浅かったので、湿潤環境を保つためにハイドロコロイドを使用したが…

POINT　● このときには、「交換間隔」「滲出液の量」「創底の状態（感染の有無など）」を観察しながら、ドレッシング材を検討する必要がある

図1　ハイドロファイバー®使用例

● ハイドロファイバー®やアルギン酸塩は創内に充填することが可能だが、以下のことに注意

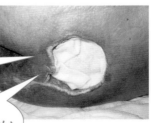

> 詰め込みすぎない
> 肉芽を圧迫してしまう

> ポケット内にドレッシング材を残さない

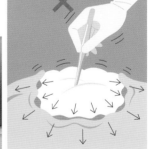

（写真提供：愛媛大学医学部附属病院 杉本はるみ氏）

グ材が残存しないように洗浄する

深い褥瘡で外用薬を使用する場合、外用薬の上からガーゼ等を充填することが

あります。上記（図1）のドレッシング材使用時と同じように注意が必要です。

また、外用薬・ドレッシング材の選択

基準を**図2**に示します。

創底が"深い"、しかも治癒が進まない場合

治療を行っているにもかかわらず創傷治癒が遅延する場合は、感染やクリティカルコロナイゼーション（臨界的定着）を疑います。

創底に壊死組織や異物がある場合は、デブリードマンの検討と創洗浄を行うことで創の清浄化を図りましょう。

また、ドレッシング材を使用する場合は、銀含有のハイドロファイバー®（アクアセル®Ag）、アルギン酸塩（アルジサイト銀）を選択します。対応の詳細は、次項「感染が認められる場合」（p.88）を参照ください。創の深さだけでドレッシング材や外用薬を選択するのではなく、滲出液や感染のほか、治癒遅延の要因などをアセスメントすることが重要です。

創底が"浅い""深い"だけでなく、創の状態に応じてドレッシング材や外用薬の選択目的は異なります。「創面を乾燥させない」「滲出液をコントロールする」「肉芽を増殖させる」など、それぞれの目的に沿って創の経過観察と評価を行い、次のケアにつなげましょう。

〈参考文献〉
1. 日本褥瘡学会 編：褥瘡予防・管理ガイドライン（第4版）. 褥瘡会誌 2015；17（4）：487-557.
2. 日本褥瘡学会 編：褥瘡ガイドブック 第2版. 照林社, 東京, 2015.
3. 古田勝経：褥瘡治療外用剤レシピ. 照林社, 東京, 2014.
4. 日本褥瘡学会 編：在宅褥瘡予防・治療ガイドブック 第3版. 照林社, 東京, 2015.
5. 溝上祐子：浸出液を管理する③創傷被覆材. 市岡滋, 須釜淳子 編, 治りにくい創傷の治療とケア. 照林社, 東京, 2011：44-52.
6. 宮地良樹, 溝上祐子 編：褥瘡治療・ケアトータルガイド. 照林社, 東京, 2009.

症例❷ 外来でポケット切開を行った症例

- 6時から0時方向に3cmの深さのポケット形成。創底に壊死組織なし。不良肉芽あり
- 紹介医では外用薬で治療。ポケット内の創の清浄化を図る目的で、洗浄がしやすいようにポケット切開を実施（①）
- 移動中の出血も考慮し、アルギン酸塩（アルジサイト銀）を使用（②）
- 家族および紹介医への出血の確認、継続ケアの依頼

POINT ●デブリードマンや切開などの処置を行った場合は、その後の止血の確認が必須!!

①
2か所ポケット切開

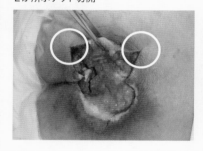

②
紹介病院に戻るため、移動中の止血目的でアルギン酸塩を使用（切開部に挟むように使用）

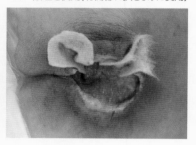

症例❸ 壊死組織を伴う褥瘡

- 在宅で形成した褥瘡。ゲーベン®クリームを使用し、徐々に自己融解が進んできている（①）
- 定期的にデブリードマンを実施（②）
- 壊死組織除去後滲出液が多かったため、滲出液吸収力が高いカデックス®軟膏に変更した（③）

POINT ●薬剤の使用目的を理解し、創の評価を行うことが大切

①
壊死組織自己融解目的でゲーベン®クリームを使用

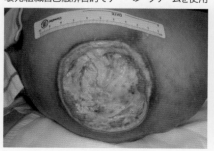

②
徐々にデブリードマン実施

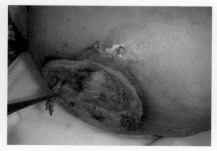

③
滲出液コントロールと肉芽増殖目的の外用薬に変更

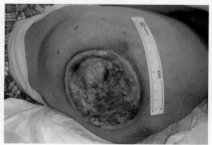

図2　慢性期の深い褥瘡（D）に対するDESIGN-R®に準拠した外用薬、ドレッシング材の選択（五十音順）

	Necrotic tissue（壊死組織）N→n	Inflammation/Infection（炎症/感染）I→i	Exudate（滲出液）E→e	Granulation（肉芽形成）G→g	Size（大きさ）S→s	Pocket（ポケット）P→(−)
外用薬				アルクロキサ		
				アルプロスタジルアルファデクス	アルプロスタジルアルファデクス	
	カデキソマー・ヨウ素	カデキソマー・ヨウ素	滲出液が多い カデキソマー・ヨウ素	臨界的定着の疑い カデキソマー・ヨウ素		
					酸化亜鉛	
					ジメチルイソプロピルアズレン	
	スルファジアジン銀	スルファジアジン銀	滲出液が少ない[感染創] スルファジアジン銀	臨界的定着の疑い スルファジアジン銀		
	デキストラノマー		滲出液が多い　デキストラノマー			
			滲出液が少ない[非感染創] トレチノイントコフェリル	トレチノイントコフェリル		滲出液が少ない トレチノイントコフェリル
				トラフェルミン		滲出液が少ない　トラフェルミン
			滲出液が少ない 乳剤性基剤の軟膏			
				ブクラデシンナトリウム	ブクラデシンナトリウム	
		フラジオマイシン硫酸塩・結晶トリプシン				
	ブロメライン	ポビドンヨード				
	ポビドンヨード・シュガー	ポビドンヨード・シュガー	滲出液が多い ポビドンヨード・シュガー	ポビドンヨード・シュガー		滲出液が多い ポビドンヨード・シュガー
				臨界的定着の疑い ポビドンヨード・シュガー		
				リゾチーム塩酸塩		
					幼牛血液抽出物	
		ヨウ素軟膏	滲出液が多い　ヨウ素軟膏	臨界的定着の疑い　ヨウ素軟膏		
		ヨードホルム				
ドレッシング材		滲出液が多い　アルギン酸塩	滲出液が多い　アルギン酸塩	アルギン酸塩	アルギン酸塩	滲出液が多い　アルギン酸塩
			滲出液が多い　アルギン酸/CMC		アルギン酸/CMC	
			滲出液が多い　アルギン酸フォーム		アルギン酸フォーム	
		アルギン酸Ag		アルギン酸Ag	アルギン酸Ag	滲出液が多い アルギン酸Ag
			滲出液が多い　キチン	キチン		
			滲出液が少ない　ハイドロコロイド	ハイドロコロイド		
	ハイドロジェル		滲出液が少ない　ハイドロジェル		ハイドロジェル	
			滲出液が多い ハイドロファイバー®	ハイドロファイバー®		
		銀含有ハイドロファイバー®		臨界的定着の疑い 銀含有ハイドロファイバー®	銀含有ハイドロファイバー®	滲出液が多い ハイドロファイバー®（銀含有製剤を含む）
			滲出液が多い　ハイドロポリマー	ハイドロポリマー		
			滲出液が多い ポリウレタンフォーム	ポリウレタンフォーム		
			滲出液が多い ポリウレタンフォーム/ソフトシリコン	ポリウレタンフォーム／ソフトシリコン		

推奨度B　推奨度C1　推奨度C2

［推奨度の分類］

A	：十分な根拠※があり、行うよう強く勧められる		
B	：根拠があり、行うよう勧められる	C2	：根拠がないので、勧められない
C1	：根拠は限られているが、行ってもよい	D	：無効ないし有害である根拠があるので、行わないよう勧められる

※根拠とは臨床試験や疫学研究による知見を指す　　日本褥瘡学会：褥瘡予防・管理ガイドライン（第4版）. 褥瘡会誌 2015；17（4）：487-557. を元に作成

日本褥瘡学会編：在宅褥瘡予防・治療ガイドブック 第3版. 照林社, 東京, 2015：107. より引用

感染が認められる場合

黒木ひろみ

●POINT●

- 最近は、抗菌作用のあるドレッシング材が多く出されており、特徴を考慮した使い方が望まれる
- 抗菌作用をもつドレッシング材は、明らかに膿汁が多量に排出されている感染創には適さない
- 外用薬によって創環境を整えたうえで、抗菌作用のあるドレッシング材を使うと効果的なことが多い
- 臨界的定着（クリティカルコロナイゼーション）の創ではバイオフィルムをコントロールすることが必要

まず知りたい！ 「感染」とは何を指す？

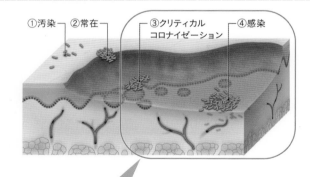

①汚染　②常在　③クリティカルコロナイゼーション　④感染

- ●このときに通常のドレッシング材で閉鎖してしまうと、閉鎖環境により、細菌が増殖しやすくなる　➡　●感染の状態をきちんと見きわめる　●抗菌作用のあるドレッシング材を使用する

①汚染 （コンタミネーション）	創部に菌が存在するだけ
②常在・常菌 （コロナイゼーション）	増殖能をもつ細菌が付着しているが、創に害を及ぼさない
③クリティカル コロナイゼーション	臨床的に感染徴候（発赤・腫脹などの炎症所見）を伴わないにもかかわらず、細菌の潜在的感染が持続するために創治癒が遅延する状態[1]
④感染 （インフェクション）	増殖する細菌が組織内部に侵入。創に害を及ぼす

長瀬敬：慢性創傷のクリティカルコロナイゼーション．エキスパートナース 2010；26(14)：38-39．より引用

- ●"創傷が感染状態にある"とは、臨床所見として「疼痛」「発赤」「腫脹」「局所熱感」「膿性分泌物の増加」などが認められる状態をいいます[1]
- ●創の細菌による汚染の傷害程度は、細菌の種類・数と、生体の防御能のバランスで決まり、左の4段階に分類されています
- ●このうち、「①汚染（コンタミネーション）」「②常在・常菌（コロナイゼーション）」については、菌が創に存在するものの、創には影響を及ぼしていないため、感染を意識した創の処置は必要としません
- ●「③クリティカルコロナイゼーション」「④感染（インフェクション）」は、創に影響を及ぼす細菌感染を起こしている状態です
- ●「③クリティカルコロナイゼーション」は、DESIGN-R®2020において「I」の項目に新たに組み込まれた「3C（臨界的定着疑い）」に該当する状態になります
- ●注意したいのは、そのような感染創にドレッシング材を使用して創を閉鎖環境に置くと、閉鎖環境内で細菌の繁殖が起こり、感染を増長させることがあるので、通常の閉鎖式のドレッシング材の使用は適さないということです
- ●感染創や感染が疑われる創にドレッシング材を使用する場合には、抗菌作用のあるドレッシング材を選択する必要があります

「臨界的定着疑い」ってどういうこと？

「臨界的定着疑い」とは？

● DESIGN-R®2020では、「I：感染/炎症」の項目に、「3C：臨界的定着疑い（創面にぬめりがあり、滲出液が多い。肉芽があれば、浮腫性で脆弱など）」が加わりました[2]

● 前述のとおり、創傷が感染に至るまでのステップには4段階あり、そのなかに「クリティカルコロナイゼーション」という状態があります。感染は明らかではないものの、創が治癒遅延を起こしている場合に考慮しなくてはいけない状態です

● DESIGN-R®2020では、「クリティカルコロナイゼーション」は「臨界的定着」と表現されました

● 臨界的定着の状態を作り出す原因として、バイオフィルムの存在が指摘されています

● バイオフィルムとは、細菌が産生する細胞外高分子物質（extracellular polymeric substances：EPS）によって細菌の菌体が宿主免疫や抗菌薬、消毒薬から防御されている状態を指します。臨界的定着状態の創傷は、肉眼的には明らかではないものの炎症は生じており、バイオフィルムを伴う細菌による感染が生じているといえます

どのように処置する？

● 臨界的定着疑いの創処置を行う際には、バイオフィルムの除去を行うことを意識する必要があります

● バイオフィルムが存在する創の特徴として、創面にぬめりを生じていることが多いです。そのため、処置をする際には創の周囲だけではなく、界面活性剤を用いて創内部の創底もしっかり洗浄し、ぬめりを取るようにします

● 洗浄だけで除去できないバイオフィルムは、メスや鋭匙、超音波デブリードマンなどを用いた処置が有効ですが、特別な器具を使用しなくても、洗浄の際にガーゼやスポンジで創面を擦るだけでもある程度の除去は可能です

● ケアをする側がバイオフィルムの存在を知り、バイオフィルムを除去し再形成を防ぐ意識をもつことで、褥瘡を早期治癒に導くことができると考えます

何を選択する？ ドレッシング材の選択と取り扱いのポイント

増えている抗菌作用を有する製品

現在国内で販売されている抗菌作用を有するドレッシング材（創傷被覆材）には、以下のような種類があります。「アクアセル®Agアドバンテージ」「アルジサイト銀」「ハイドロサイト®銀」「ハイドロサイト®ジェントル銀」「アクアセル®Agフォーム」「メピレックス®Ag」「バイオヘッシブ®Ag」などです。

アクアセル®Agアドバンテージ、アルジサイト銀は創傷全般に使用できるシート状のものと、ポケットや離開創など深い創傷に適した"ロープ状"の2タイプがあり、創のサイズや状態によって選択して使用することができます。

ハイドロサイト®ジェントル銀、アクアセル®Agフォーム、メピレックス®ボーダーAgは周囲に粘着テープが付いている被覆材のため、二次被覆を必要としません。

メピレックス®Agはフォームタイプの創傷被覆材ですが、周囲に粘着剤があるタイプではないので、創のサイズに合わせてカットして使用することが可能です（**図1**）。

抗菌作用をもつドレッシング材を使用するタイミング

ポリウレタンフォームを使用していて治癒しなかった下腿潰瘍に、抗菌作用をもつドレッシング材を使用した例を**症例1**（p.91）に、術後のSSI（surgical site infection：手術部位感染）に抗菌作用をもつドレッシング材を使用した例を**症例2**（p.92）に示します。

症例1（下腿潰瘍）では創を見ただけでは明らかな感染を疑う所見はありませんでしたが、滲出液の性状を確認したところ、膿性の滲出液であり、細菌による影響が疑われました。感染コントロールが必要と考え、抗菌作用のあるアルジサイト銀をポリウレタンフォームとともに使用しました。創からは明らかな感染とは判断できず、クリティカルコロナイゼーションに近い状態と考えました。この創に閉鎖式ドレッシングを使用し続けることで創の悪化には至らないものの創治癒が遷延していたため、滲出液の性状や量などからも感染に対する対応が必要であった症例です。

症例2（SSI）では、患者は1歳児であったことから便失禁による汚染を完全に防ぐことはできませんでした。しかし、抗菌作用のあるアルジサイト銀の使用に

（本文p.92につづく）

図1 「感染」に用いるドレッシング材の例

分類❶ 必ず二次被覆が必要なタイプ

使用時に適当な大きさにカットする際は、
はさみの使用が必須

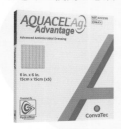

■アクアセル®Ag
アドバンテージ
（コンバテック ジャパン
株式会社）

●Wound hygiene（創傷衛生）のコン
セプトに基づいて開発された創傷被覆材
●広範な抗菌スペクトルを有する銀イオン
と滲出液の吸収量の多いハイドロファイバ
ー®の組み合わせに、界面活性剤である
BTC（塩化ベンゼトニウム）と金属キレー
ト剤のEDTAを添加することで、抗菌性能
のスピードが高められている
●膿性の滲出液をトラップするため交換
時に創面の清浄化が図れ、バイオフィルム
の再形成の抑制効果が期待できる

手で適当な大きさにちぎることが可能。ただし繊維の向きにより、
ちぎりやすい方向があるので注意

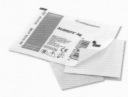

■アルジサイト銀
（スミス・アンド・ネフュー
株式会社）

●止血効果もあるアルギン酸の自重の約20倍の吸
収力に、銀イオンの抗菌作用を併せもっている
●アルギン酸カルシウムから放出されるカルシウムイ
オンがフィブリンを凝集させることにより止血を促進
させるので、出血傾向のある創に対しても効果を認め
るため、感染が疑われる創の壊死組織の外科的デブ
リードマン後の使用にも適している
●滲出液を吸収してゲル化することで創部にしっか
り密着して適度な湿潤環境を保ち、創傷治癒を促
進する作用がある

分類❷ ハイドロコロイド

貼付した状態で創傷の観察が可能
■バイオヘッシブ®Ag・ライト
（アルケア株式会社）

貼付後もある程度
創の状態の確認が
可能（ストーマ装
具を重ねて貼付す
ることが可能）
■バイオヘッシブ®Ag
（アルケア株式会社）

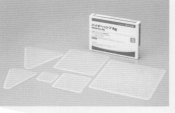

●ハイドロコロイド中の親水性粒子が滲出液
を吸収・保持し、創傷面にやわらかいゲルを
形成する
●ハイドロコロイドに含まれている抗菌薬（ス
ルファジアジン銀）が抗菌効果を発揮し、創
傷治癒に適した環境をつくりだす
●背面のポリウレタンフィルムは外部からの
汚染や水分の侵入を防ぎ、創傷を保護する

分類❸ 周囲にテープが付いているタイプ

サイズは4種類。創の大きさに合わせて
選択が行える

■ハイドロサイト®
ジェントル銀
（スミス・アンド・ネフュー
株式会社）

●スルファジアジン銀含有の親水性ポリウレタンフォームが滲出
液を吸収することにより、銀イオンを放出する
●ドレッシング内および接触面に存在する菌に対して抗菌効果を
示し、創傷被覆材貼付部位から菌が拡散するリスクを低減する
●感染リスクの高い創傷ケアに適している
●創部接触面に使用しているシリコーンゲルは皮膚にやさしく密
着するので、ドレッシング交換時の剥離刺激による疼痛やスキント
ラブルを軽減する

ハイドロファイバー®のため滲出
液の吸収量が多い

■アクアセル®Ag
フォーム
（コンバテック ジャパン
株式会社）

●細菌をゲル内に封じ込め、創面に密着す
るアクアセル®Ag層が効果的な抗菌効果
を発揮する
●銀イオンで創を清浄化
●抗菌効果は即効性と持続性がある
●皮下脂肪組織までの創傷（Ⅲ度熱傷を
除く）に対して創を保護し、湿潤環境を維
持しながら、治癒を促進させ、疼痛を軽減
する

セーフタック®によるドレッシング
交換時の痛みと組織損傷を軽減

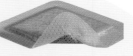

■メピレックス®ボーダー Ag
（メンリッケヘルスケア株式会社）

●滲出液の管理に優れ、漏れ・浸軟リスク
を軽減
●セーフタック®のやさしい粘着力で、固
定力がありながらも剥離時の表皮剥離の
リスクを軽減。脆弱な皮膚の患者にも使用
可能
●抗菌効果が30分以内に発揮され、7日
間持続する

（次頁につづく）

適当な大きさにカットしての使用が可能。サイズが20×50cmまであり、広範囲の創傷にも使用できる

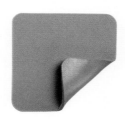

■メピレックス®Ag
（メンリッケヘルスケア
株式会社）

- ●シリコーンゲルの自着力により皮膚に接着し、ポリウレタンフォームが滲出液を吸収、背面のポリウレタンフィルムはバクテリア、ウイルス等に対するバリア性をもつ。これにより、創の保護、湿潤環境の維持、治癒の促進、疼痛の軽減を行う
- ●滲出液に接すると銀イオンを放出し、創傷に関連した広範囲の病原菌を不活化する
- ●創部に適度な自着力で密着するので、ドレッシングを手で押さえることなく、圧迫包帯や固定用ドレッシングを適用できる
- ●セーフタック®のドレッシング材は低アレルギー性で皮膚かぶれなどのリスクを軽減する

症例❶ クリティカルコロナイゼーションが疑われた下腿潰瘍の症例

- ●入院前から認めていた下腿潰瘍に対して、ポリウレタンフォームを3〜4日毎に交換していたが、1か月程度経過しても改善しなかった（①）

- ●潰瘍面の肉芽組織には白色の不良肉芽を認め、浮腫性であった。交換したポリウレタンフォームに膿性の滲出液を認めていたので、感染を疑った（②）

- ●創洗浄後、創面にアルジサイト銀を置き、その上をポリウレタンフォームで被覆する処置に変更した

- ●1週間後には創の著明な縮小を認め（③）、その後約1週間で治癒となった

- ●創自体には明らかな感染徴候は認めなかったが、創治癒遅延や滲出液の性状から細菌感染を疑い、抗菌作用のあるドレッシング材に変更することで、治癒に至った

① 介入時
1か月程度も処置しているのに、下腿潰瘍がなかなか治らない

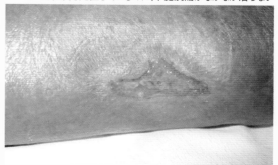

② 交換時のポリウレタンフォームの様子
膿性の滲出液を認めたため、感染を疑った

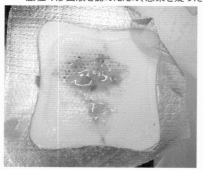

③ 1週間後
1週間後に創の明らかな縮小を認め、治癒に向かった

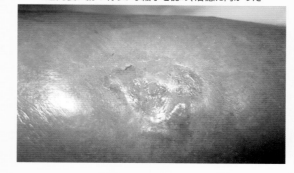

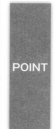

POINT

●創の治癒が遷延している（遅れている）場合は感染を疑って、抗菌作用のあるドレッシング材の使用を検討する

● 1歳児。仙骨部悪性腫瘍切除術後10日目の離開創

● 便失禁があり、術後創離開となり悪化傾向であった（①）。介入時、生食をかける程度の洗浄しか行われていなかったため、十分な微温湯での洗浄を開始した。翌日からはシャワーにて水圧をかけて洗浄を行った

● 患者は1歳児であることから便汚染のリスクが高く、洗浄により細菌数の低下を図りながら抗菌作用のあるアルジサイト銀（ロープ状）を創内に充填し感染のコントロールを図った（②）

● 2日後、創底に認めていた縫合糸は肉芽の増殖によってすでに見えなくなった（③）

● 約10日後、さらに創は縮小し（④）、6週間後にはほぼ治癒となった（⑤）

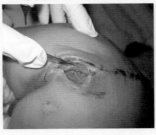

① 創面に膿性の滲出液の固着あり

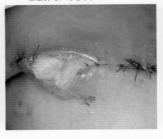

② ロープ状のドレッシング材を創内に充填

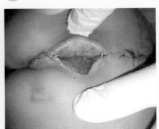

③ ドレッシング材充填2日後

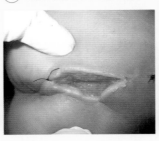

④ 10日後、さらに創は縮小

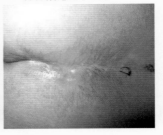

⑤ 6週間後、ほぼ治癒となった

より、感染のコントロールとアルギン酸による創内の適度な湿潤環境が維持できたことで治癒に導くことができました。なお、ここでは、創のサイズや形状に合わせて充填する使用量の調整がしやすく、病棟スタッフでも処置しやすいことを考慮し、ロープ状のドレッシング材を使用しました。

明らかに膿汁が多いときの対応

抗菌作用をもつドレッシング材は、その効果があるとはいえ、明らかに膿汁が多量に排出されているような感染創に対しては適しません（**症例3**）。アクアセル®Ag、アルジサイト銀はともに滲出液を吸収しゲル化し、そのゲルの中に捕捉した細菌や創傷接触面の細菌に対して抗菌

効果を示しますが、ドレッシング材が吸収しきれない過剰な滲出液や膿汁に対してまで抗菌効果を示すわけではありません。

そのため、膿汁が多い感染創の場合はまず創洗浄を十分に行い創内の細菌数を減少させます。そのうえで褥瘡の感染創であればカデキソマー・ヨウ素やスルファジアジン銀、ポビドンヨード・シュガーなど殺菌効果のある軟膏による処置をまずは施行します（『褥瘡予防・管理ガイドライン（第4版）』において「推奨度B：根拠があり、行うよう勧められる」[3]）。そして、ある程度感染が落ち着いてから、創傷被覆材への使用に切り替えるのがよいと考えます。

なお、銀含有ハイドロファイバー®であるアクアセル®Ag、アルギン酸塩であるアルジサイト銀はともには『褥瘡予

防・管理ガイドライン（第4版）』において「推奨度C1：根拠は限られているが、行ってもよい」[3]と示されています。

創傷被覆材は保険償還上、使用が原則2週間のしばりがあるので、上記の軟膏によって創環境を整えたうえで、抗菌作用のあるドレッシング材を使用すると、よりよいと考えます。

また、術後のSSIによる離開創などに対しては、明らかな膿汁が排出されている場合には、1日2回程度の洗浄、その後ガーゼを使用したdry to wetドレッシング（乾燥したガーゼを開放創内に死腔をなくすように詰め、その上に滲出液の量に合わせて折りたたんだガーゼを数枚当てる。ただし、滲出液の量が少なく交換時に創が乾燥傾向となるようなら、生理食塩水に浸したガーゼを当てる）を行い、膿汁が減少した時点で、抗菌作用の

あるドレッシング材の使用を開始します。アクアセル®Ag、アルジサイト銀のどちらを使用した場合でも、創からの滲出液によりドレッシング材はゲル化し、抗菌作用を有しながら創の適度な湿潤環境を保つことで、創の治癒促進を図ることができます。

銀イオン含有のハイドロコロイドドレッシングであるバイオヘッシブ®Agを使った症例を**症例4**に示します。

明らかに膿汁が多い感染創の対応

> 明らかに膿汁が多い場合は、「洗浄」と「軟膏処置」によって落ち着かせる

● 仙骨部褥瘡の創面の壊死組織をデブリードマンしたところ、膿汁の排出（＋）、創周囲の著明な発赤（＋）があった（①）

● デブリードマン施行後、感染のコントロールおよび白色壊死組織のデブリードマン目的で軟膏＋ガーゼによる処置を検討した

● ここではヨードホルムガーゼを創内に充填させるドレッシングを行った（②）。ヨードホルムガーゼを使用することで、感染のコントロールおよび壊死組織の除去が行える

● 注意点として、壊死組織が除去されて表出した肉芽組織にヨードホルムガーゼが付着することで肉芽組織から出血をすることがあるため、肉芽組織が表出してきたらヨードホルムガーゼの使用は中止する

● 創周囲の発赤は軽減し、創面には肉芽組織が表出しはじめ膿性の滲出液はみられなくなった（③）。この時点から、抗菌作用をもつドレッシング材への変更が可能と考えられる

① 明らかに膿汁が多い

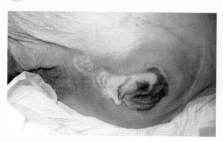

② 同日にデブリードマン後、ヨードホルムガーゼでの処置を開始

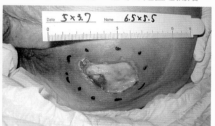

③ 処置1週間後。肉芽組織の表出、滲出液の性状の変化を確認し、抗菌作用をもつドレッシング材に変更した

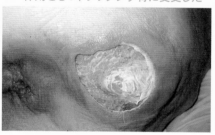

細菌による汚染のリスクが高い創

● 80歳代、女性。慢性腎不全により人工透析を行っている

● 3年前にS状結腸穿孔・縫合不全に対してコロストミー造設されていたが、術後のストーマ粘膜壊死により強度のストーマ狭窄を生じていた。今回、絞扼性イレウスによる腸管壊死のため、小腸部分切除およびコロストミーが再造設された

● 術後は血圧維持のため高濃度の昇圧薬が使用されており、正中創からの滲出液の増加や便漏れによる頻回のストーマ装具交換などの影響で、術後6日目にストーマ周囲の皮膚保護剤貼付部に表皮剥離を生じた。その後、剥離の範囲が拡大し滲出液により装具を貼付後、次回の交換まで1日もたない状態となっていた

● ストーマ周囲皮膚の特徴として、排泄物と触れるリスクが高く感染を生じやすい。しかし、ストーマ装具を貼付する必要があるため細菌が存在しても密閉した環境にせざるを得ない。そのため、創治癒を促すとともに、装具の貼付が可能な処置としてバイオヘッシブ®Agを使用した

● バイオヘッシブ®Agは銀イオン含有のハイドロコロイドであり、創面に対して抗菌作用が期待できる

● また、滲出液の吸収量が比較的多く、ハイドロコロイドの形状から、ストーマ装具を重ねて貼付することが可能なため、ストーマ周囲皮膚に使用することが可能であった

（次頁につづく）

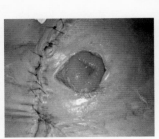
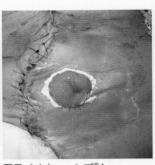
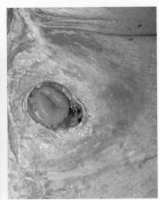

術後10日目　　　　　　　　同日バイオヘッシブ®Ag　　　バイオヘッシブ®Ag貼付5日後
　　　　　　　　　　　　　　貼付後の状態　　　　　　　　（術後15日目）

● 術後ストーマ周囲皮膚の表皮剥離は拡大、悪化傾向であったが、バイオヘッシブ®Agを使用後、5日後には表皮剥離はほぼ治癒となった。ストーマ周囲皮膚など排泄物による汚染のリスクが高い創傷に対して、抗菌作用のある創傷被覆材を選択、使用することで創治癒を早期に図ることができる

COLUMN

感染？ 感染じゃない？ 迷うときの見きわめポイント

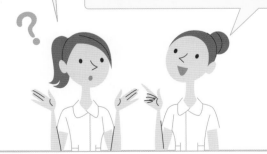

Q 培養したらわかるの？

A 慢性創傷には細菌は必ずいるので、あまり意味がないかも。臨床経過をみることに尽きる！

創感染の観察ポイントとしては、本文にあるような感染に特有の症状の有無をみます。

しかし、臨床の場面では単純に症状が現れているとは限りません。また、明らかな感染でなくてもクリティカルコロナイゼーションの場合もあり、創の状態だけを観察して判断をすることが難しいこともあると思います。

その場合、創の状態に合ったドレッシング材を使用しているのに改善を認めず、臨床の経過から他に改善しない原因を認めない場合などには、細菌の影響を考慮する必要があると思います。

なお、慢性創傷には細菌が少なからずいるのは当然なので、膿の排出が多く抗菌薬の投与の際の感受性の確認が必要な場合を除いて、原則的には細菌培養を行う必要はないでしょう。しかし、どうしてもスワブで検体を採取する必要がある場合には、まずは創を洗浄し、余分な水分を清潔なガーゼで拭き取ってから、スワブを創面に押しつけるようにして、肉芽組織内の細胞液を採取することで、創表面の常在菌ではない検体の採取が可能と思われます。

また、創面のバイオフィルムの有無を確認したい場合には、サラヤ株式会社からバイオフィルム検出ツールとしてメンブレンシートが商品化されているので、活用してみるとよいでしょう。

明らかな感染がある場合の対応

創から多量に膿の排出を認めて、感染が明らかな場合には軟膏処置を選択します。前述したように、銀イオン入りのドレッシング材は創面に接触している部分にしか抗菌作用を発揮できないため、膿の排出量が多い場合などにはドレッシング材の使用は適しません。そのため、感染が明らかな創の場合には、感染のコントロールを目的として外用薬を使用することが必要になります。

抗菌作用をもつ外用薬には**表1**のようなものがあります。

抗菌作用を有する外用薬のなかには、基剤の違いによって滲出液の吸収量が多いものや、反対に軟膏自体の水分含有量が多く、乾燥した創面に軟膏の水分を移行して壊死組織の自己融解を進めるものなどがあるため、創の状態に合わせて選択する必要があります。

カデキソマー・ヨウ素

1）特徴

ヨウ素による殺菌作用ならびにカデキソマー150が有する滲出液などの吸収効果により潰瘍治癒促進効果を示します。ポリマービーズが含有されているため、滲出液の多い感染創に有効です。

2）使用上の注意点

洗浄が十分に行えないような、開口部が小さく深いポケットを有する褥瘡の場合、ポリマービーズがポケット内に残存することがあるため、ポケット内の状態が確認でき、十分な洗浄が行える創に対して使用することが望ましいです。

滲出液が少ない場合には、創面が乾燥してかえって創傷治癒が遅延する恐れがあります。

スルファジアジン銀

1）特徴

含有される銀自体の細胞膜、細胞壁に対する抗菌作用により創面の感染制御効果を発揮します。

基剤には水分60％を含む乳剤性基材が用いられています。また、基剤の特性により壊死組織の軟化・融解が生じることで、創面の清浄化が図れます。

2）使用上の注意点

滲出液が多いときは創面の浮腫をきたす恐れがあるので使用には注意します。

ポビドンヨード・シュガー

1）特徴

白糖の吸水作用により創面の浮腫を軽減し創傷治癒効果を発揮します。

表1　感染制御のための外用薬

カデキソマー・ヨウ素	●カデックス®軟膏0.9% ●カデックス®外用散0.9%
スルファジアジン銀	●ゲーベン®クリーム1%
ポビドンヨード・シュガー	●イソジン®シュガーパスタ軟膏 ●スクロード®パスタ ●ソアナース®軟膏 ●ネオヨジン®シュガーパスタ軟膏 ●ネグミン®シュガー軟膏 ●ポビドリン®パスタ軟膏 ●ユーパスタコーワ軟膏
ヨウ素軟膏	●ヨードコート®軟膏0.9%
ヨードホルム （ヨードホルムガーゼ）	●タマガワヨードホルムガーゼ ●ハクゾウヨードホルムガーゼ ●ヨードホルム

（2021年8月現在）

また、ポビドンヨードによる殺菌作用を有します。褥瘡の壊死期から感染期に幅広く用いられ、適応範囲が広いです。

2）使用上の注意点

滲出液が少ない場合には、創面が乾燥してかえって創傷治癒が遅延する恐れがあります。

ヨウ素軟膏

1）特徴

ヨウ素による殺菌作用および滲出液などの吸収により潰瘍治癒促進効果を示します。滲出液を吸収することで、容易に除去できるゲル状となるため、滲出液の多い創に適しています。

2）使用上の注意点

滲出液が少ない場合には、創面が乾燥してかえって創傷治癒が遅延する恐れがあります。

ヨードホルム（ヨードホルムガーゼ）

1）特徴

ヨウ素の抗菌作用により感染制御作用を発揮します。殺菌作用はヨードホルムが血液や分泌液に溶けて分解、遊離したヨウ素が殺菌作用を発揮します。

2）使用上の注意点

少量では無害ですが、大量に用いると中毒症状を呈しうるので広範囲の創に使用する場合は注意が必要です。

〈引用文献〉
1. 宮地良樹，真田弘美 編著：よくわかって役に立つ 新・褥瘡のすべて．永井書店，東京，2006：243.
2. 日本褥瘡学会編：改定DESIGN-R®2020コンセンサス・ドキュメント．照林社，東京，2020：5.
3. 日本褥瘡学会学術教育委員会ガイドライン改訂委員会：褥瘡予防・管理ガイドライン（第4版）．褥瘡会誌 2015；17(4)：487-557.

COLUMN② 医療関連機器圧迫創傷（MDRPU）（その1） ——MDRPUとは？ どんな医療関連機器で発生する？

日本褥瘡学会では、医療機器によって発生する創傷を"褥瘡の一部"ととらえ、「医療関連機器」による「圧迫創傷」を「医療関連機器圧迫創傷（Medical Device Related Pressure Ulcer：MDRPU）」と名づけて、予防・ケアのスタンダードを示しています。MDRPUと褥瘡とはどう違うのでしょう。褥瘡は以下のように定義されます。

> 「身体に加わった外力①は骨と皮膚表層の間の軟部組織②の血流を低下、あるいは停止させる。この状況が一定時間持続されると組織は不可逆的な阻血性障害③に陥り褥瘡となる」（日本褥瘡学会、2005年）

医療機器によって発生する創傷も、上記定義①の「身体に加わった外力」によって生まれた圧力が一定時間持続することによって組織が③「阻血性障害」となって発生します。ですから、"褥瘡"の一つであるというとらえ方がされました。ただ、医療機器による創傷には、②の「骨と皮膚表層の間の軟部組織」に発生するものではないものも含まれます。

例えば、耳介部に発生する創傷などです。そこで、同学会では、「医療関連機器圧迫創傷（MDRPU）」を次のように定義しています。

> 「医療関連機器による圧迫で生じる皮膚ないし下床の組織損傷であり、厳密には従来の褥瘡すなわち自重関連褥瘡（self load related pressure ulcer）と区別されるが、ともに圧迫創傷であり広い意味では褥瘡の範疇に属する。なお、尿道、消化管、気道等の粘膜に発生する創傷は含めない」[1]（日本褥瘡学会、2016年）

つまり、個体の自重（self load）が関与しない、あるいは関与しているかどうか判然としない外力によって発生し、従来の褥瘡とは発生部位も異なる創傷が"医療関連機器圧迫創傷"なのです。

MDRPUは具体的にどのような医療機器によって発生しているのでしょうか。図1に示したように、MDRPUの発生が多いのは「医療用弾性ストッキング」「ギプス・シーネ」「NPPVマスク」等です。

（文責・照林社編集部）

図1 どのような**医療機器で**
MDRPUが発生しているか

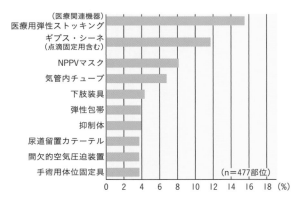

日本褥瘡学会 編：ベストプラクティス 医療関連機器圧迫創傷の予防と管理．照林社，東京，2016：12-14. を参考に作成

「壊死組織」が多い場合、「良性肉芽」が上がってこない（不良肉芽が多い）場合

貴田寛子

● POINT ●

● 壊死組織が多い場合は、感染のリスクがあるためドレッシング材は慎重に選択する
● 良性肉芽が上がってこない、不良肉芽が多い場合は、クリティカルコロナイゼーションを疑う

「壊死組織」が多い場合

まず知りたい！

「壊死組織」とは？

定義

● 壊死は不可逆的損傷による細胞または組織の死を指します。褥瘡においては、血流障害による虚血によって生じます
● 皮膚に比して、脂肪織や筋肉は虚血に対する耐性が低く、壊死に陥りやすく、壊死組織は水分含有量の程度により色調や硬さが異なります。乾燥した硬い壊死組織をエスカー（eschar）、水分を含んだやわらかい黄色調の壊死組織をスラフ（slough）と呼びます（図1）[1]

壊死組織が創傷治癒に及ぼす影響

● 壊死組織があると細菌増殖の温床となり、感染を起こす可能性があります。また、肉芽の増殖や創の収縮を妨げるため、創傷治癒遅延の大きな要因となります
● WBP（wound bed preparation：創面環境調整）の概念をまとめた『TIMEコンセプト』では、「Tissue non-viable or deficient（T）：壊死組織・活性のない組織」への治療は早期に介入を要する項目として挙げられています

図1 壊死組織

乾燥した硬い壊死組織は "エスカー（eschar）"

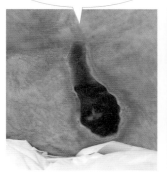

やわらかい黄色調の壊死組織は "スラフ（slough）"

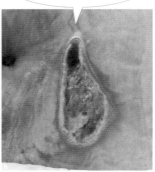

壊死組織の除去方法

●壊死組織の除去方法には、外科的、物理的、化学的、自己融解的、生物学的な方法があります（詳細は「デブリードマン」の項（p.47）を参照）
●感染を伴う場合は、外科的な方法（デブリードマン）を早期に選択しますが、感染がない場合は創部の状態や全身状態、患者背景、予後を鑑みて、適した方法を選択します

「壊死組織」が多い創傷とは

●血流障害による虚血や感染により壊死組織を伴うことがあります。壊死組織が存在している原因を除去できれば壊死組織は減少していきます
●いつまでも壊死組織が多い状態が続く場合は、原因が除去できていない可能性が高いです。例えば、褥瘡の場合は、壊死組織を除去する外用薬などを塗布していても、原因となる外力が除去できなければ壊死組織は残存し続けます。壊死組織を除去する治療を行う前に、壊死組織が存在している原因を検討するようにしましょう

何を選択する？ ドレッシング材と外用薬の選択と取り扱いのポイント

壊死組織が多い創傷に対しては、外科的デブリードマンや壊死組織除去作用を有する外用薬の使用をまずは検討します。ドレッシング材は閉鎖環境で創傷治癒を促進するため、壊死組織があると閉鎖環境によって細菌が増殖し、感染を起こす可能性があります。そのため、積極的なドレッシング材の使用は勧められません。抗菌作用を有するドレッシング材もありますが、壊死組織が多い場合は感染に移行していないか観察が必要なため、ドレッシング材よりも外用薬のほうが連日の処置をしても経済的なことから、最初に選択されるケースが多いです。

まずは外用薬の選択

壊死組織除去効果がある薬剤として、カデキソマー・ヨウ素、ブロメライン、スルファジアジン銀、ポビドンヨード・シュガー、ヨードホルムなどがあります（**表1**）。

壊死組織の除去作用があるのはカデックス®軟膏とブロメライン軟膏です。カデックス®軟膏は、創面の滲出液だけではなく粘性壊死組織（スラフ）なども吸収・吸着し清浄化する機能があります。ブロメライン軟膏は、蛋白分解酵素によって壊死組織を除去する作用があります。ブロメライン軟膏使用時は、創部以外の健常な皮膚を保護する必要があるため、健常皮膚はワセリンを塗るなどして保護しましょう。

壊死組織を直接除去する作用はありませんが、ゲーベン®クリームは乳剤性基剤で水分を多く含むため、壊死組織の軟化・融解を促進する作用があります（**症例1**）。

外用薬は、主剤だけではなく基剤の作用によっても壊死組織を除去する作用を有するため、基剤も考慮して選択するようにしましょう。

表1 壊死組織除去作用のある外用薬

滲出液の量	基剤による分類		使用材料	外用薬
滲出液が少ない創向け	親水性基剤	乳剤性基剤	スルファジアジン銀	ゲーベン®クリーム1%
滲出液が多い創向け		水溶性基剤	カデキソマー・ヨウ素	カデックス®軟膏0.9%
			デキストラノマー	デブリサン®ペースト
			ポビドンヨード・シュガー	ユーパスタコーワ軟膏
			ブロメライン	ブロメライン軟膏5万単位/g

使用できるドレッシング材は限られる

デブリードマンや外用薬を使用できない状態や部位であったり、壊死組織のサイズが小さく感染リスクが低い場合などは、皮下組織に至る創傷用ドレッシング材のハイドロジェルを用いることがあります（**症例2**）。

症例❶ **創サイズが大きい褥瘡の壊死組織除去のために外用薬を使用した症例**

● パーキンソン病の薬剤コントロールが不良で、自宅で寝たきりとなり、仙骨部に褥瘡が発生した

● デブリードマン後も創縁、創底に壊死組織が固着しており（①）、創傷治癒を促進するために壊死組織の除去が必要であった。創サイズが10×14cmで深く、ハイドロジェルでは創内を充填するのに多量に使用する必要があったため、ゲーベン®クリームを選択した。

● 連日洗浄し、ゲーベン®クリームを塗布し、ガーゼで保護を行った。徐々に壊死組織は軟化し、褥瘡回診時に外科的デブリードマンを行った結果、壊死組織は減少した（②）

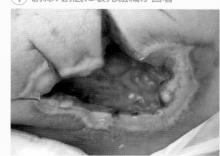
① 創縁、創底に壊死組織が固着

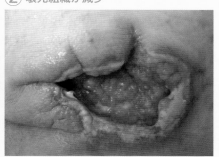
② 壊死組織が減少

症例❷ **ダーメンコルセットを装着する必要がある部位の褥瘡の壊死組織除去目的でドレッシング材を使用した症例**

● 腰椎圧迫骨折に対してダーメンコルセットを装着している患者の季肋部に医療関連機器圧迫創傷（MDRPU）が発生した

● 壊死組織が乾燥し固着したため除去する必要があったが、せん妄があり処置時に動いてしまう可能性があるため外科的デブリードマンは安全に実施できないと判断した。外用薬を塗布した場合、ガーゼで保護するとコルセットを装着して動くとガーゼがよれてしまい創部の保護が困難と考え、ハイドロジェルの使用を選択した（①）

● ハイドロジェルを塗布し、上からポリウレタンフィルムで保護した（②）。厚みもないため、コルセットを装着しても剥がれることなく管理することができた

● 2日に1回洗浄し、ハイドロジェルを塗布した

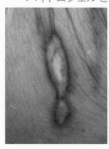
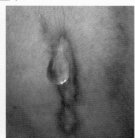
① 乾燥した壊死組織を軟化させる目的でハイドロジェルを塗布

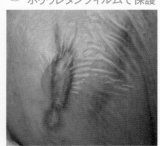
② ハイドロジェルの上からポリウレタンフィルムで保護

「良性肉芽」が上がってこない（不良肉芽が多い）場合

まず知りたい！

「肉芽」とは？

肉芽組織とは

● 組織傷害に対する修復・炎症反応によって、周囲健常部から組織欠損部に増殖・補充された結合組織で、創の収縮・上皮化に関与します
● 名称は、肉眼的に赤みを帯びてやわらかいことに由来しています
● 新生血管、炎症性細胞、線維芽細胞と、それが産生する膠原線維などの基質から構成され、陳旧化するに従い血管や細胞が減少・消失し、代わって線維化が進行して、最終的には瘢痕組織となります[2]

良性肉芽と不良肉芽

● 良性肉芽は、表面が細顆粒状で鮮紅色の外観を呈した増殖力旺盛な結合組織で、適度な湿潤環境下にあることを示しています
● 不良肉芽は、表面が粗造で淡紅色あるいは暗赤色の外観を呈する、増殖力の低下した結合組織です（**図2**）[2]。 不良肉芽となる原因として低栄養、局所血流の低下などの内的因子だけでなく、創部からの滲出液をコントロールできていない場合や創の細菌増殖が考えられます

創の細菌増殖が治癒に及ぼす影響

● 感染所見がないのに良性肉芽が上がってこない、不良肉芽が多い場合などは「クリティカルコロナイゼーション」の状態にある可能性が高いです
● クリティカルコロナイゼーションは、感染には至っていないものの、細菌が局所的かつ表層に限局して増殖した状態であるため、感染兆候は認められず、創傷の治癒遅延が生じてきます
● クリティカルコロナイゼーションを疑う創部の所見として、創面にぬめりがあり、滲出液が多い、肉芽があれば浮腫性で脆弱であったり、赤く易出血性など、良性肉芽にはない所見がみられます

バイオフィルムとは

● クリティカルコロナイゼーションの発生メカニズムはいまだに完全な解明には至っていませんが、原因として近年、バイオフィルムの存在が注目されています
● バイオフィルムとは、細菌が分泌するムコ多糖や蛋白質、核酸などからなる粘性の細胞外高分子物質で細菌の集団が包まれた構造物で、創傷床に固着します。抗菌薬や消毒薬も遮断して細菌を保護しており、バイオフィルム内で増殖した細菌がさらに拡散し、重篤な感染に移行することがあります
● 最近では、バイオフィルムの存在をベッドサイドで迅速に検査できるツールが開発されています（**図3**）。

図2　良性肉芽と不良肉芽

良性肉芽
鮮紅色で表面の肉芽の形状が揃っている

不良肉芽
淡紅色で表面が不整形な肉芽

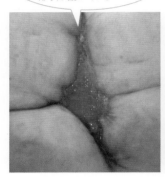
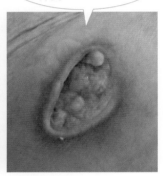

図3　バイオフィルム検出ツール

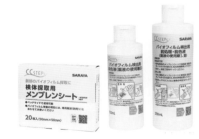

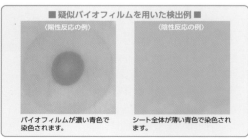

■ 疑似バイオフィルムを用いた検出例 ■

〈陽性反応の例〉
バイオフィルムが濃い青色で染色されます。

〈陰性反応の例〉
シート全体が薄い青色で染色されます。

サラヤ株式会社製品パンフレットより引用

滲出液を吸収し抗菌効果も期待できるドレッシング材

　肉芽が浮腫状である場合は、滲出液が過剰でコントロールが十分できていない可能性が高いため、滲出液吸収力が高いドレッシング材を選択しましょう。さらに、クリティカルコロナイゼーションを疑う創所見がある場合は、銀が含有され抗菌効果を有するドレッシング材の使用が望ましいです（**表2**）。多くの製品が連続して7日間程度使用できますが、不良肉芽がある場合は、ドレッシング材の効果があるか、感染に移行していないかなどを観察するために、交換頻度は1～2日程度にしましょう。創傷治癒の状況によって、使用期間を徐々に伸ばしていきましょう。

バイオフィルムの創面の負担を軽減、菌増殖を予防するドレッシング材

　バイオフィルムは生理食塩水や水道水では十分に除去できませんが、バイオフィルムを除去し菌の増殖を予防するドレッシング材があります（**図4**）。このドレッシング材は、創傷洗浄用液と創傷用ゲルからなっています。創傷洗浄用ソリューションをガーゼに十分浸し、創部および周囲皮膚の上に15分ほど置きます。その後、創傷用ゲルを創部に塗布し、その上から滲出液の量に応じてポリウレタンフィルムなどで保護します（**症例3**）。交換は創部の状態によりますが、導入当初は連日処置をするなど短期間で評価をするようにしましょう。

表2 抗菌効果のあるドレッシング材

滲出液吸収力	使用材料	製品名
滲出液が多い創向け	ポリウレタンフォーム	ハイドロサイト®銀 ハイドロサイト®ジェントル銀 メピレックス®Ag メピレックス®ボーダーAg
	アルギン酸塩	アルジサイト銀
	ハイドロファイバー®	アクアセル®Ag
滲出液が少ない創向け	ハイドロコロイド	バイオヘッシブ®Ag

図4 バイオフィルムを除去し菌の増殖を予防できるドレッシング材とその使用方法

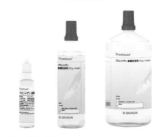

■プロントザン
（ビー・ブラウンエースクラップ株式会社）

■使用方法

ガーゼ、パッド等をプロントザン 創傷洗浄用ソリューションで湿らせ（①）、創面全体および創面周囲に15分以上浸し、洗浄を行う（②）

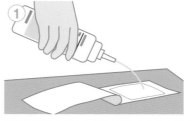
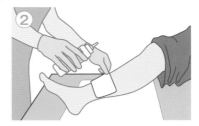

創傷用ゲルを塗布し（③）、その上から市販の二次ドレッシングで覆い固定する（④）

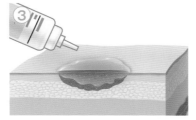
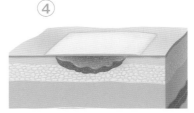

ビー・ブラウンエースクラップ株式会社：プロントザン特別サイトより引用
https://opm.bbraun-japan.com/wound/prontosan/

クリティカルコロナイゼーションを疑いバイオフィルムの増殖を抑制する ドレッシング材を使用した症例

● 転倒し下腿に血腫が生じた。血腫除去後、欠損創(14×20cm)となった

● 欠損創に対してNPWTを実施し、肉芽が増殖したため外用薬に変更した。その後、創面のぬめり感と汚れが続きクリティカルコロナイゼーションを疑った。鎮痛薬を使用しても疼痛が強く、創の汚れを除去するためのデブリードマンも患者の拒否があり実施できなかったため、プロントザンを使用した

● 多量の微温湯で洗浄後、ガーゼを創傷洗浄用ソリューションに浸して創部に15分貼付した。その後、創傷用ゲルを塗布しメロリンガーゼで保護した

● 処置を連日実施したところ、創のぬめり感と汚れは改善したため、2週間ほどで外用薬の塗布へ切り替えた

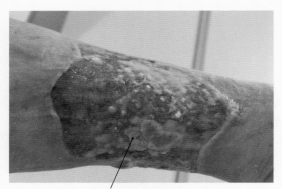

除去しても翌日には創の汚れが付着していた

外用薬の選択と取り扱いのポイント

1)クリティカルコロナイゼーションを疑う場合は抗菌作用のある薬剤を選択する

クリティカルコロナイゼーションを疑う創所見がある場合は、抗菌作用を有する薬剤を選択しましょう。滲出液が過剰な場合はカデキソマー・ヨウ素、ポビドンヨード・シュガー、ヨウ素軟膏を、滲出液が少ない場合はスルファジアジン銀を使用することが多いです。

2)良性肉芽が上がってこない場合は肉芽形成促進作用を有する薬剤を選択する

クリティカルコロナイゼーションの所見がなく、良性肉芽が上がってこない場合は、肉芽形成促進作用のある薬剤を選択しましょう。薬剤の種類と滲出液の吸収力を表にまとめました(表3)。フィブラスト®スプレーは噴霧剤なため、直後にガーゼ等で被覆してしまうと創部に吸収されません。30秒ほど経過してから被覆するようにしましょう。

表3 肉芽増殖作用のある外用薬

滲出液の量	基剤による分類		主薬	外用薬
多 ↕ 少	親水性基剤	水溶性基剤	ブクラデシンナトリウム	アクトシン®軟膏3%
	疎水性基剤	油脂性基剤	アルプロスタジル アルファデクス	プロスタンディン®軟膏0.003%
	親水性基剤	乳剤性基剤	トレチノイン トコフェリル	オルセノン®軟膏0.25%
―	噴霧剤		トラフェルミン	フィブラスト®スプレー250/スプレー300

症例❹ 不良肉芽に対して外用薬を使用した症例

● 夏場に脱水となり自宅で5日間ほど倒れており、右大転子部に8×15cmの褥瘡が発生した

● 壊死組織があり、外科的デブリードマンを適宜実施していた（①）。壊死組織を軟化・融解する目的でゲーベン®クリームを使用していたが、滲出液は多量であり肉芽が徐々に浮腫状となっていった（②）

● ゲーベン®クリームでは滲出液を吸収する効果はないため、ユーパスタコーワ軟膏へ変更し、ガーゼ交換の頻度を1日2回とし、過剰な滲出液へ対応した結果、肉芽の浮腫は改善した（③）

① 外用薬を使用し外科的デブリードマンを行いながら、壊死組織の除去を行った

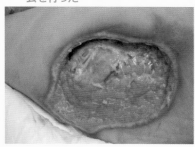

② 肉芽が浮腫状となっていった

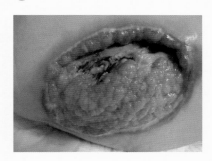

③ 外用薬を変更し、肉芽の浮腫が改善した

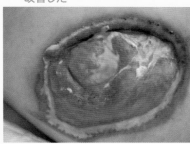

〈引用文献〉
1. 日本褥瘡学会編：A 保存的治療 外用薬・ドレッシング材の使い方 壊死組織. 褥瘡ガイドブック 第2版. 照林社, 東京, 2015：77.
2. 日本褥瘡学会編：用語集. 褥瘡ガイドブック 第2版. 照林社, 東京, 2015：240.

〈参考文献〉
1. 溝上祐子：ドレッシング材の特徴と使用テクニック. 宮地良樹, 溝上祐子編, 褥瘡治療・ケアトータルガイド. 照林社, 東京, 2009：190-200.
2. 日本褥瘡学会学術委員会 ガイドライン改訂委員会：褥瘡予防・管理ガイドライン（第4版）. 褥瘡会誌 2015；17（4）：487-557.
3. 峰松健夫, 仲上豪二朗：クリティカルコロナイゼーションのアセスメント方法. 看護技術 2021；67（4）：344-348.

表皮がなかなか閉じない場合
（上皮化を促す場合）

清藤友里絵

●POINT●

- 創の縮小を促すためには、壊死組織の除去（N→n）、肉芽形成の促進（G→g）、感染制御（I→i）、滲出液コントロール（E→e）、ポケットの縮小（P→（－））を行わなければならない
- 創の上皮化や収縮に影響する内的要因としては、低栄養、ビタミンや微量元素欠乏、貧血、低酸素状態、免疫不全状態、糖尿病、悪性疾患、抗がん薬やステロイドなどの薬物投与などが挙げられる
- 圧迫、摩擦、ずれ力などの外的要因については、体圧分散寝具やポジショニング、ずれ予防などの対策を行うと同時に、皮膚のたるみにも着目する

POINT 1 壊死組織、肉芽形成、感染、滲出液、ポケットが解決・軽減しなければ創の縮小は進展しない

現場では、表皮がなかなか閉じない褥瘡に遭遇することがあります。そのような場合、その創が創傷治癒過程のどの段階にあるかを確認しましょう。そして、創の状態が上皮化と収縮をもたらす時期であるかどうかを評価する必要があります。

日本褥瘡学会のガイドラインでは、「慢性期褥瘡の局所治療の基本スキーム」として、DESIGN-R®において「重度（大文字）」を「軽度（小文字）」に導くために着目する優先度を示しています。

つまり、N（壊死組織の除去）→G（肉芽形成の促進）→S（創の縮小）の順でアプローチし、また、I（感染）、E（滲出液）、P（ポケット）については、重度を示す大文字があれば優先的に治療することを推奨しています（**図1**）[1]。

この考え方では、創の縮小は優先度が低く、壊死組織、肉芽形成、感染、滲出液、ポケットに伴う問題が解決または軽減しなければ創の縮小は促進しません。まず、創の上皮化や収縮を抑制している因子の有無を確認し、その因子を除去するための局所治療法を選択しましょう。

そして、どの段階にも必要なことは、創傷の治癒過程を促進させるために適切な創傷環境を整えることです。その方法がwound bed preparation（WBP：創面環境調整）です。創傷治癒を妨げる因子として、2003年にTIMEコンセプトが提唱されました。

- Tissue non-viable or deficient：壊死組織・活性のない組織
- Infection or inflammation：感染または炎症
- Moisture imbalance：湿潤の不均衡
- Edge of wound-non advancing or undermined epidermal margin：創辺縁の表皮伸展不良あるいは表皮の巻き込み

この4つの創傷治癒遅延因子を改善することで、「重度」を「軽度」に導くことができます。局所の管理法については本書の該当項目を参照ください。

ここでは、**症例1～4**を示し、それぞれのポイントを解説していきます。

図1　慢性期の深い褥瘡における局所治療の基本スキーム

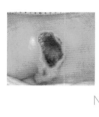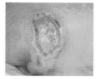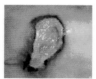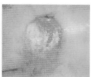

N　→　n　（壊死組織の除去）
G　→　g　（肉芽形成の促進）
S　→　s　（創の縮小）

I　→　i
E　→　e
P　→　（−）

これらの要素については、大文字のものがあれば、適宜それを小文字に、あるいは、それをなくすための治療を最優先に考える

日本褥瘡学会 編：褥瘡予防・管理ガイドライン. 照林社, 東京, 2009：96. より引用

症例❶　DESIGN-R®評価から導く局所管理の実際

● 左肩峰部の褥瘡。在宅にて10日間スルファジアジン銀（ゲーベン®クリーム）で処置していた

● 入院2日目、DESIGN-R®評価で重度を示すGとNのうち、優先度の高いNに着目し、壊死組織の軟化と融解目的でゲーベン®クリームを継続した。ゲーベン®クリームを浸透させるために、硬い壊死組織を針で格子状に擦過した。やわらかい壊死組織は保存的外科的デブリードマンを行った（①）

● 壊死組織の外側が創縁より浮き上がってきたため、保存的外科的デブリードマンを行った（②）。保存的外科的デブリードマン実施後（③）に残ったやわらかい壊死組織は、ブロメライン軟膏（蛋白分解酵素）による化学的デブリードマンを図った。健常皮膚に付着すると蛋白分解酵素の刺激により痛みや皮膚炎を生じるため、周囲の皮膚はワセリンで保護した

● ブロメライン軟膏は創が乾燥しやすい（④）ことから、適切な湿潤環境を維持するため補水効果のあるゲーベン®クリームに戻した。1週間後、壊死組織は軟化、融解し減少した（⑤）

● GとNのうち優先度の高いのはNであるが、壊死組織はわずかであるためGに着目した（⑥）。ポリウレタンフォーム/ソフトシリコンを選択し、閉鎖湿潤環境で肉芽増殖と壊死組織の自己融解を図った。週2回の交換とし、壊死組織は保存的外科的デブリードマンを行った

● 10日後、壊死組織は減少、良性肉芽が増殖し、創底は周囲皮膚と同じ高さになった（⑦）

● 創底と創縁に段差が生じ、不良肉芽と黄色壊死組織が確認でき、臨界的定着が疑われた（⑧）。I・G・Nのうち、優先する項目はIであり、感染コントロール目的で銀含有ハイドロファイバー®を追加し、2日に1回の交換とした

● 1週間後、創底は肉芽で充填され創縁より上皮化が進み（⑨）、さらに1週間後に上皮化を確認した（⑩）

①
DU-e3s6i1G6N6p0：22

②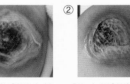
DU-e3s6i1G6N3p0：19

③
DU-e3s6i1G6N3p0：19

④
D3-e1s6i1G6N3p0：17

⑤
D3-e1s6i0G6N3p0：16

⑥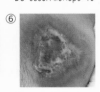
D3-e1s6i0G6N3p0：16

⑦
d2-e1s3i0G4N3p0：11

⑧
D3-e1s3i3CG6N3p0：16

⑨
d2-e1s3i0g0n0p0：4

⑩
d0-e0s0i0g0n0p0：0

症例 ❷ ハイドロポリマーを1週間貼付し、過湿潤の状態となったため、浮腫状の不良肉芽となり創の縮小が遅延したケース

● ハイドロポリマーを1週間貼付していた。ハイドロポリマーは、吸水性の高いドレッシング材であるが、1週間貼り続けたため飽和状態となり過湿潤となった。湿潤コントロールが不十分となり、創は浮腫状の不良肉芽で覆われていた

● 周囲皮膚に発赤を認めたため、閉鎖環境とせずに吸水性のあるアクトシン® 軟膏に変更後、良性肉芽となり上皮化が促進した

● 肉芽増殖期は適切な湿潤環境の維持と外力からの保護が重要であり、良性肉芽が増殖すると創縁から表皮細胞が遊走し橋をかけるように上皮化し、創の収縮が促進する

● 湿潤コントロールを行っても浮腫状の不良肉芽が改善しない場合は、臨界的定着と判断して抗菌作用のあるドレッシング材や外用薬に変更する

良性肉芽→上皮化

ハイドロポリマー → アクトシン®軟膏 → ポリウレタンフォーム＋ソフトシリコン

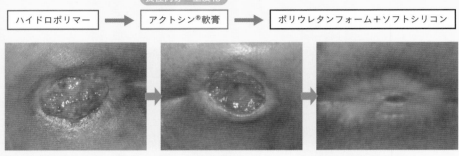

D3-e1s6l3CG6n0p0：16
ハイドロポリマーからアクトシン® 軟膏へ変更し、滲出液をコントロール

D3-e1s6l3CG4n0p0：14
ポリウレタンフォーム＋ソフトシリコン（ハイドロサイト®AD ジェントル）に変更。2回/週ドレッシング交換

d2-e1s3i0g0n0p0：4

症例 ❸ 滲出液が減少した後も吸水性の高いポリウレタンフォームを継続したため、創が乾燥し上皮化が遅延したケース

● ポリウレタンフォームの使用を継続したため創が乾燥している

● 吸水性の高いポリウレタンフォームからハイドロコロイドドレッシングへ変更後、上皮化が促進した

● 乾燥した状態は、創治癒を促進する物質の遊走が抑制され、上皮化や創の収縮が遅延する

● 適切な湿潤環境を維持するためには、ドレッシング材や外用薬の水分吸収量や補水量などの特徴を知り、局所治療法の選択や交換間隔の設定を行う

● 適切な湿潤環境とは、ドレッシング材を除去したときに創底に微量の液体が確認でき、ドレッシング材から滲出液が漏れていない状態である

上皮化

ポリウレタンフォーム → ハイドロコロイドドレッシング

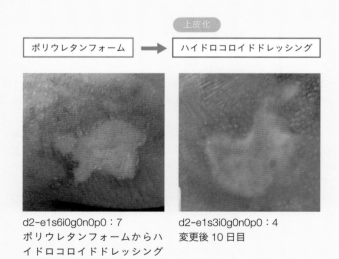

d2-e1s6i0g0n0p0：7
ポリウレタンフォームからハイドロコロイドドレッシング（デュオアクティブ®ET）へ変更

d2-e1s3i0g0n0p0：4
変更後10日目

症例④ 創縁が創内に巻き込むように上皮化しており、
創の縮小が遅延しているケース

- 創縁が創の内側に巻き込むように上皮化している。創面が乾燥していると湿潤環境にあるポケットの方向に表皮細胞が遊走し、巻き込むように上皮化することがある

- 表皮化した部分には肉芽形成が起こりにくいため、巻き込んで上皮化した部分を切除するなどの外科的処置が必要かを検討する

- ポケットのある創では滲出液の管理が重要である。仙骨部や尾骨部の褥瘡は、通常の体位変換を行っていればポケット内に滲出液が常に貯留することは少なく、吸水性のあるシートタイプのドレッシング材でも十分吸収できる

- しかし、大転子部などの褥瘡は、一方向のポケットに滲出液が貯留しやすいため、ポケット内にアルギン酸塩やハイドロファイバー®などのドレッシング材を充填する

- 充填しすぎると水分を吸収して膨張したドレッシング材の圧迫によりポケットが拡大することがあるため注意する

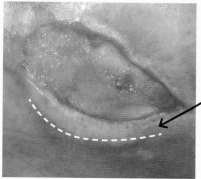

点線の部分にポケットを形成し、創縁が創内に巻き込むように上皮化している

D3-e1s8i0G4n0P6：19

POINT 2 創の上皮化や収縮を促すために行うこと

　創の縮小を遅延させる因子である壊死組織（N）、肉芽形成（G）、感染（I）、滲出液（E）、ポケット（P）が解決または軽減すると、急速に創の上皮化や収縮が進みます。しかし、上皮化がなかなか進まない場合は、バイオフィルム（多種類の微生物の共同体）が影響している可能性があります。近年、難治性創傷にはバイオフィルムが関与していると考えられ、2019年の国際諮問委員会において、Wound hygiene（創傷衛生）のコンセプトが示されました。Wound hygieneの4つのステップは、①洗浄（界面活性剤を用いた創底と創周囲皮膚の洗浄）、②デブリードマン、③創縁の新鮮化、④創傷の被覆です。創傷は、創縁と毛包より上皮化が始まりますが、バイオフィルムは創縁で最も活性化されるといわれてい

るため、創縁でのバイオフィルム対策が不可欠です。壊死組織や痂皮、バイオフィルムを除去することで「創縁の新鮮化」を図り、上皮の遊走と創傷の収縮を促進させます。

　創の大きさが重度（S）から軽度（s）に変わることは、創の治癒過程が促進している評価指標といえます。S→sに導くための代表的な局所治療を**図2**に示します。創の縮小を促す時期は、バイオフィルムの管理に加えて、適切な湿潤環境の維持と創面および創周囲皮膚の保護が重要です。滲出液の量を考慮してドレッシング材や外用薬を選択し、適切な湿潤環境を維持しましょう。

　また、新生上皮は脆弱であり摩擦やずれなどの外力で容易に傷つきやすく創が拡大する可能性があるため、創面と創周

囲皮膚を保護する必要があります。ガーゼなどの非固着性ドレッシング材は、わずかな動きで創面に摩擦が生じます。

　一方、自着性のあるドレッシング材は、身体のずれなどでドレッシング材がよれることさえ予防できれば、創面の保護効果は高いといえます。さらに、粘着材にシリコーンゲルを使用している製品は創面に固着しにくく、剥離刺激も軽減できます。ドレッシング交換時の疼痛緩和にも効果的です。

　外用薬では創の保護効果が高い油脂性軟膏（プロスタンディン®軟膏、アズノール®軟膏など）を選択します。しかし、油脂性軟膏は吸水力が低いため、滲出液の多い創に使用すると過湿潤となるため、滲出液量を考慮して選択しましょう。

　さらに創面への固着を軽減するために

は二次ドレッシング材に非固着性ガーゼを使用するか、通常のガーゼを使用する場合は、軟膏を多め（固着しない程度）に塗布します。

交換間隔は、外用薬は基本的には1日1回、ドレッシング材は、急性期の創傷や炎症所見があるなど頻回の観察を要する場合以外は、1週間を超えないことを

原則として長期に貼付することができます。その際は、過湿潤とならないようドレッシング材の水分吸水量や大きさを考慮して選択しましょう。

図2 S→sに導くために使われる代表的な局所治療

湿潤環境	薬剤	創傷被覆材
WET ▼ **DRY**	●ポビドンヨードシュガー（ユーパスタコーワ軟膏） ●ブクラデシンナトリウム（アクトシン®軟膏3％） ●アルミニウムクロロヒドロキシンアラントイネート（アルキサ®軟膏2％） ●アルプロスタジルアルファデクス（プロスタンディン®軟膏0.003％） ●トレチノイントコフェリル（オルセノン®軟膏） ●トラフェルミン（フィブラスト®スプレー250／スプレー500） ●ジメチルイソプロピルアズレン（アズノール®軟膏0.033％） ●酸化亜鉛（亜鉛華軟膏）	●ハイドロファイバー®（銀含有）：アクアセル®、（アクアセル® Ag アドバンテージ） ●キチン：ベスキチン®W-A ●アルギン酸塩：カルトスタット® ●アルギン酸Ag：アルジサイトAg ●ポリウレタンフォーム：ハイドロサイト®プラス、バイアテン ●ポリウレタンフォーム／ソフトシリコン：ハイドロサイト® ADジェントル、バイアテン シリコーン＋、メピレックス®ボーダーフレックス ●ハイドロポリマー：ティエール® ●ハイドロコロイド：デュオアクティブ®、コムフィール®プラス、アブソキュア®-ウンド ●ハイドロジェル：イントラサイト ジェルシステム、グラニュゲル®、ビューゲル®

症例❺ バイオフィルム管理により早期に上皮化したケース

●二重発赤を伴う急性期褥瘡の表皮が剥離した。創底が白色化しており、バイオフィルムにより上皮化が遅延する可能性があるため、感染予防と上皮化を促進する局所管理が必要であった

●創と周囲皮膚を、弱酸性洗浄剤を用いて洗浄後、銀含有ハイドロファイバー®を貼付しポリウレタンフォーム／ソフトシリコンで保護した。創部の疼痛に対して、摩擦などの外的刺激と除去時の剥離刺激を緩和するために自着性のドレッシング材を選択した（①）

●黄色壊死組織と創縁の鱗屑は保存的外科的デブリードマンを行った。壊死組織は残存するが明らかな感染徴候がないため、銀含有ハイドロファイバー®＋ポリウレタンフォーム／ソフトシリコンを継続した（②、③）

①
d2-e1s6i0g0n0p0：7
銀含有ハイドロファイバーを貼付し、ポリウレタンフォーム／ソフトシリコンで保護

②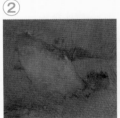
d2-e1s6i0g0N3p0：10
創底に固着した壊死組織は鋭匙を用い、創縁の鱗屑は剪刃を用いて除去

③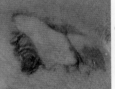
d2-e1s6i0g0N3p0：10

④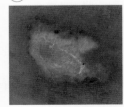
d0-e0s0i0g0n0p0：0
13日目に上皮化を確認

ドレッシング材を除去するときにも注意が必要

高齢者など、皮膚が菲薄化している四肢に発生することが多いスキン-テアは上皮化しにくい創の一つです。スキン-テアは「摩擦・ずれによって、皮膚が裂けて生じる真皮深層までの損傷（部分層創傷）」[2]です。

創周囲の皮膚は脆弱であり、わずかな外力で創が拡大するため、保護しなければなりません。ドレッシング材を剥がす方向にも考慮が必要であり、次にドレッシング材を剥がす際、皮弁がめくれないように剥がす方向を矢印で記載するとよいでしょう（**図3**）。また、ストーマケア用の粘着剥離剤を使用すると、剥離刺激が軽減できます。

図3 ドレッシング材を剥がす方向を示した例

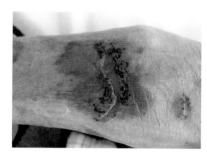
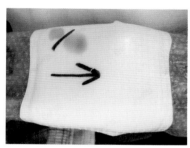

治りにくい創の内的要因にも着目する

創の状態に着目し、創の縮小を促す局所治療薬についてアセスメントしてきましたが、創の縮小を遅延させる要因となる内的要因に対するアプローチも重要です。内的要因として、特に創の上皮化や収縮に影響するのは、低栄養、ビタミンや微量元素（鉄、銅、マグネシウム、亜鉛など）欠乏、貧血、低酸素状態、免疫不全状態、糖尿病、悪性疾患、抗がん薬やステロイドなどの薬物投与などが挙げられます（**症例6**）。可能な限りコントロールできるよう、医師やNSTなどと連携し検討しましょう。

ドレッシング材によって適切な湿潤環境を維持すると、自然治癒力が最大限に発揮され創傷治癒過程が促進されます。しかし、内的要因により自らがもつ創傷治癒力が不十分な場合は、ドレッシング材による湿潤環境の維持だけでなく、創の状態に適した外用薬を使用する必要があります。

症例 ❻ 抗がん薬投与や低栄養状態などの内的要因で治癒が進まなかったケース

- ● 悪性腫瘍で外来化学療法中の患者
- ● 食欲低下による低栄養状態や貧血を伴っている
- ● 夫の協力で指示通りの褥瘡処置が行えている
- ● ハイドロコロイドドレッシングを使用して1か月が経過したが、上皮化が進んでいない
- ● 外来化学療法中であり、低栄養状態や貧血も合併していたため、自然治癒力が発揮できない状態と判断し、局所血流改善作用・血管新生作用・表皮形成促進作用のあるアクトシン®軟膏に変更すると上皮化した

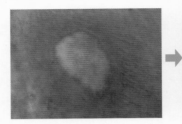

ハイドロコロイドドレッシングからアクトシン®軟膏へ変更

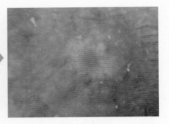

1か月後の外来受診日に上皮化を確認。中心部に持続する紅斑が残存している

POINT 5 創周囲皮膚のたるみによって生じる圧迫やずれに着目する

　創の縮小を促すためには、圧迫、摩擦、ずれ力などの外的要因を最小限にしなければなりません。体圧分散寝具やポジショニング、ずれ予防などの対策はもちろんですが、ここでは創周囲皮膚のたるみによって生じる圧迫やずれに着目しましょう。特に、仙骨部や尾骨部の褥瘡でみられることが多いですが、皮膚のたるみにより創面や創縁どうしが接触し続けると周囲皮膚が浸軟したり、持続する圧迫により創縁が内側に巻き込まれたりします（図4）。殿部にテーピングを行い、創周囲皮膚のたるみを矯正する方法がありますが、筆者はハイドロコロイドドレッシングの使用が可能な創には、ある程度の硬さがあるハイドロコロイドドレッシングを貼付し、皮膚のたるみによる創の変形を軽減させるようにしています。

創の状態、内的要因、外的要因の視点で再度アセスメント

　表皮がなかなか閉じない場合は、創の状態（創傷治癒過程のどの段階か）、内的要因、外的要因の視点で再度アセスメントしてみましょう。

〈引用文献〉
1. 日本褥瘡学会 編：褥瘡予防・管理ガイドライン. 照林社, 東京, 2009：96.
2. 日本創傷・オストミー・失禁管理学会：ベストプラクティス スキン-テア（皮膚裂傷）の予防と管理. 照林社, 東京, 2015：6.

〈参考文献〉
1. World Union of Wound Healing Society (WUWHS).Principles of best practice:Wound exudate and the role of dressing- A consensus document. London, MEP Ltd, 2007（日本語版・真田弘美監修：ベストプラクティス　創傷滲出液およびドレッシング材の役割）.
2. 日本褥瘡学会学術委員会ガイドライン改訂委員会：褥瘡予防・管理ガイドライン（第4版）. 褥瘡会誌 2015；17（4）：487-557.
3. 日本褥瘡学会 編：予測のためのリスクアセスメント. 褥瘡ガイドブック第2版, 照林社, 東京, 2015：114-125.
4. 真田弘美, 他：褥瘡のリスク評価. 真田弘美, 宮地良樹 編, NEW褥瘡のすべてがわかる, 永井書店, 大阪, 2012.
5. Murphy C, Atkin L, Swanson T, et al：International consensus document. Defying hard-to-heal wounds with an early antibiofilm intervention strategy：wound hygiene. J Wound Care 2020；29（Suppl 3b）：S1-S28.（日本語版・市岡滋他監訳：早期の抗バイオフィルム介入戦略で難治性創傷を克服するWound hygine/創傷衛生. https://www.woundhealing-center.jp/seihin/images/woundhygiene.pdf(2021/4/15アクセス)

図4　皮膚のたるみにより創面と創どうしが密着している尾骨部の褥瘡

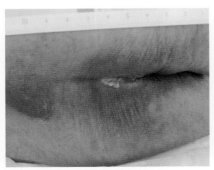
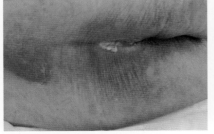

創周囲の浸軟と創縁の巻き込みが生じている

皮膚が脆弱な場合

間宮直子

●POINT●

- 脆弱な皮膚はドレッシング材交換時の剥離刺激で皮膚損傷が起こることもある。そのため、剥離刺激の少ないドレッシング材の選択が重要となる
- 脆弱な皮膚にとって考慮しなければならないのは「浸軟」である。浸軟を起こす「滲出液」の処理には十分に注意する

まず知りたい！ 脆弱な皮膚とは？

- 特に高齢者では皮脂の分泌低下や表皮の菲薄化が起こりやすい
- 粘着力の強いドレッシング材を使用してしまうと、剥離刺激により周囲皮膚を損傷してしまう恐れがある

➡ 剥離刺激の少ないドレッシング材を使用する

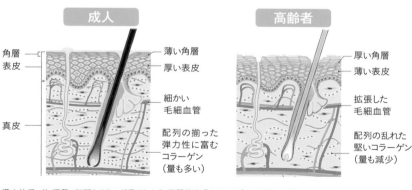

成人

角層 — 薄い角層
表皮 — 厚い表皮

細かい毛細血管

真皮 — 配列の揃った弾力性に富むコラーゲン（量も多い）

高齢者

厚い角層
薄い表皮

拡張した毛細血管

配列の乱れた堅いコラーゲン（量も減少）

溝上祐子, 他 編著：知識とスキルが見てわかる 専門的皮膚ケア. メディカ出版, 大阪, 2008：31. を参考に作成

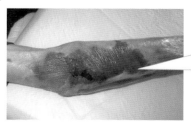

皮膚の菲薄化：
高齢者のスキン-テア

ステロイド服用もあり皮膚の菲薄が著しく、打撲によってスキン-テアが発生した

- 皮膚が脆弱になる要因として、加齢、免疫能低下、低栄養、疾患や治療の影響、浸軟などがあります
- 脆弱な皮膚はバリア機能や組織耐久性が低下しているため、軽微な外力や摩擦、ドレッシング材の交換時の刺激で二次損傷を受けやすい状態です
- 二次損傷を防ぐためには剥離刺激の少ないドレッシング材を選択することが重要です
- 脆弱な皮膚に発生しやすいスキン-テア（皮膚裂傷）の被覆には、創に固着しにくいドレッシング材の使用が推奨されます
- 二次損傷は、創の滲出液による周囲皮膚の浸軟によってもその可能性が高まります。滲出液がある場合、その量に応じた吸収能をもつドレッシング材を選択し、周囲皮膚の浸軟を予防します

剥離刺激の少ないドレッシング材で二次損傷を予防

　菲薄化した脆弱な皮膚は、交換時の剥離刺激で周囲皮膚を損傷してしまうことがあります。この二次損傷は、痛みはもちろん、創傷の治癒遅延だけでなく、次に行うドレッシング材の貼付さえも困難にします。

　そのため、剥離刺激の少ないドレッシング材を選択しなければなりません。

1）脆弱な皮膚にとてもやさしい　シリコーン系のドレッシング材

　粘着面がシリコーン系のドレッシング材には、保険償還のあるハイドロサイト® AD ジェントル、メピレックス®ボーダー フレックス、3M™ テガダーム™ シリコーン フォーム ドレッシング（**図1**①〜③）や、保険償還のないエスアイエイド®、ふぉーむらいと、ハイドロジェントルエイド®（**図1**④〜⑥）など、多くのものが使用できます。剥離刺激については、粘着性のあるもののなかではとてもやさしく、脆弱な皮膚に貼付しやすいドレッシング材です。

　国際褥瘡ガイドラインにも、シリコーンドレッシング材について、「損傷を起こさないドレッシング交換を促進するため、創傷接触面としてシリコーンドレッシングを使用することを検討する」、「創周辺の皮膚が脆弱な場合、組織損傷を予防するためのシリコーンドレッシングの使用を検討する」と記載されています[1]。

図1 シリコーンドレッシング材の使用例

> ドレッシング材の選択

①ハイドロサイト®AD ジェントル
（スミス・アンド・ネフュー株式会社）

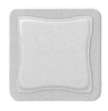
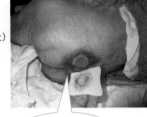

> 周囲皮膚に二次損傷なく交換できた

● 粘着面に剥離時の皮膚損傷リスクが少ないシリコーンゲルを使用したポリウレタンフォームのドレッシング材

● 吸収層に親水性の高いポリマーを含有したことにより、創部の滲出液をよりスピーディーに吸収し、浸軟から皮膚を保護することができる

②メピレックス® ボーダー フレックス
（メンリッケヘルスケア株式会社）

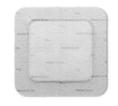
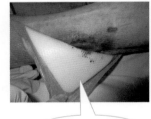

> 剥離刺激が少ない

● セーフタック®テクノロジーというソフトシリコンを使用した粘着技術で、交換時の表皮剥離の刺激を軽減する

● 内部に施されたY字の切り込みにより、屈曲部位にもなじみやすく、皮膚に密着する

● シーリング効果により滲出液が創周囲に拡がるのを防ぎ、浸軟を防止する

③3M™ テガダーム™ シリコーン フォーム ドレッシング（ボーダータイプ）
（スリーエム ジャパン株式会社）

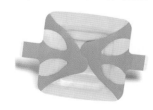
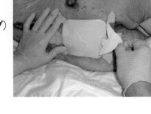

● シリコーン粘着剤の肌へのやさしさと剥がれにくさを両立

● 青いキャリアーとタブを持って貼付することで、立体的な部分でもしわになりにくい

● 多機能層によって適切な湿潤環境を実現

（次頁につづく）

2）剥離刺激のない非固着性ドレッシング材

デルマエイド®、メロリン®などの非固着性ドレッシング材は剥離刺激がありません。また、ずれでよれたりしにくいため周囲皮膚へのダメージは少なくなります（**図2**）。保険適用外のうち比較的安価のため、特に長期にわたる在宅などでの創傷ケアに使用されるのもよいでしょう。

しかし、粘着性がないため二次ドレッシングが必要であり、これによって周囲皮膚の損傷を招くこともあります。やさしい弾性包帯や自着性包帯などで固定することもできますが、摩擦などの刺激を最小限にするよう注意します。

粘着剤がシリコーンやゲル製の低刺激性テープ（シリコーンテープ、メピタック®、オプサイト®ジェントルロールなど）やそれ以外の低刺激性テープで固定するようにします（**図3**）。

④エスアイエイド®（保険償還なし）
（アルケア株式会社）

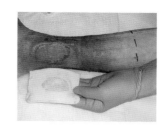

● 創傷の安静を保つ固定しやすいシリコーンドレッシング
● 創部に接触するシリコーンゲルメッシュが剥離ダメージを軽減する

⑤ふぉーむらいと（保険償還なし）
（コンバテック ジャパン株式会社）

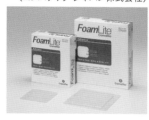

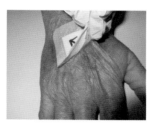

● 滲出液が少ない創傷が対象であり、外力・感染・乾燥などから創傷部位を守る
● 創傷の接触面が全面シリコーン粘着層で、ポリウレタンの吸水パッドを使用
● すべりのよい外層フィルムでずれ・摩擦を軽減

⑥ハイドロ ジェントルエイド®（保険償還なし）
（スミス・アンド・ネフュー株式会社）

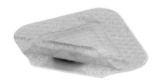

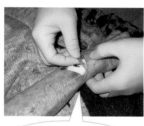

● クッション性に優れたふんわりパッドが肌によくなじみ、創を守る
● シリコーン粘着剤がソフトに肌に密着し、剥がすときの痛みを軽減
● ポリウレタンフォームが滲出液を吸収し、最長7日間継続して使用可能

スキン–テアの場合、皮弁固定を妨げないよう次に剥がす方向を記す

図2　非固着性ドレッシング材の使用例

■デルマエイド®
（アルケア株式会社）

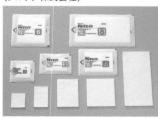

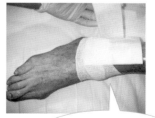

テープを使わず包帯で固定する

● 4つ折りガーゼ約2枚分の高吸収力で、滲出液の多い創にも対応できる

● 創傷面に固着しにくいエンボスフィルムを両面に使用

■メロリン®
（スミス・アンド・ネフュー株式会社）

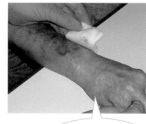

スキン–テアの保護の場合固着を防ぐため、ワセリンを塗布してから覆った

● 外側は水分や汚れがしみ込みにくい撥水、内側は創部に固着しにくい加工

● 4枚重ねのガーゼの4〜5倍の吸収力

滲出液を見きわめ、浸軟を予防する

もう1つ注意したいのは滲出液の処理です。周囲皮膚は浸軟が起こると、軽微な刺激によっても二次損傷が起こりやすくなります（図4）。この浸軟とは、外からの水分吸収で角質細胞内の水分量が増加し、細胞の支持組織がゆるんだ状態です[2]。よって、組織の耐久性がすでに低下している脆弱な皮膚にとっての浸軟は、支持組織がさらにゆるんだ状態となるため、二次損傷の起こる可能性は高くなります。また、バリア機能も低下しているため、失禁による汚染や滲出液による過度の湿潤環境は、免疫能の低下から感染を併発する危険性も高くなります。

創の状態によって滲出液の量は異なりますが、この滲出液の量を見きわめ、その量に応じた吸収能をもつドレッシング材の選択ができれば、周囲皮膚の浸軟を予防することができます。

滲出液の多い場合の対応例を**症例1**に示します。

図3 低刺激性テープとの併用例

①デルマエイド®
（アルケア株式会社）
3M™ マイクロポア™ S やさしくはがせるシリコーンテープ
（スリーエム ジャパン株式会社）

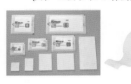
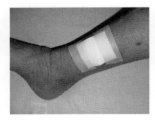

●外用薬を塗布してデルマエイド®で覆い、シリコーンテープで最小限に固定した（下腿）

②メロリン®
（スミス・アンド・ネフュー株式会社）
スキナゲート™
（ニチバン株式会社）

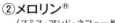

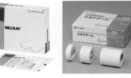
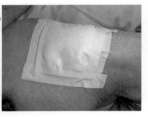

●外用薬を塗布したメロリン®の四辺をやさしい粘着力のスキナゲート™で固定した（大転子部）

スキン-テアとは

「スキン-テア」とは、「摩擦・ずれによって、皮膚が裂けて生じる真皮深層までの損傷（部分損傷）」をいいます。

具体的には、テープ剥離のときに一緒に皮膚が剥がれた、ベッド柵に当たって皮膚が裂けた、車椅子等の移動介助時にフレームに擦れて皮膚が裂けた、転倒等によって皮膚が裂けたなど、脆弱皮膚にみられる皮膚損傷で、特に高齢者の四肢に多くみられます。医療機関で多い発生時の状況は、テープの剥離刺激です[3]。脆弱な皮膚に発生したスキン-テアの対応を**症例2**に示します。

また、創がどのような状況にあるのかをアセスメントして分類するツールを

図4 浸軟による周囲皮膚の二次損傷

●浸軟のある皮膚

（吹き出し）外からの水分吸収で角質細胞内の水分量が増加し、細胞の支持組織がゆるんだ状態

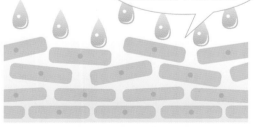
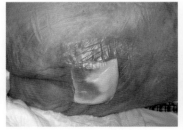
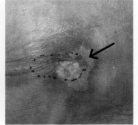

滲出液のコントロールが不良であった（写真左）。周囲皮膚が浸軟したことで、さらに脆弱な皮膚となり軽い摩擦刺激で損傷が起こった（写真右）

溝上祐子：オストメイトの天敵！スキントラブル. 入門尿路ストーマケア. メディカ出版, 大阪, 2004：94. を参考に作成

症例❶　多発で広範囲な滲出液の多い創傷

- 80歳代、男性、独居。自宅で倒れていたところを救急搬送された

- 上下肢に多数のスキン-テア、左肩と背部には広範囲の擦過傷（一部褥瘡）があった（①）

- 滲出液が多いため、固定テープでの二次損傷発生は創部の被覆を一層困難にすると考えた

- そこで、創接触面がシリコーンゲルの吸収能が高いポリウレタンフォームを使用した（②）

- 確実な滲出液の吸収で周囲皮膚の浸軟は予防できた

- 交換間隔が延長でき（週3回交換）、苦痛緩和にも貢献できた

- 3週間後にすべて上皮化した（③）

① 剥離刺激の少ないハイドロサイト®ADジェントルを選択。剥離時の痛みはほとんどない

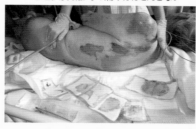

② 滲出液が多かったため、吸収能が高いポリウレタンフォームを使用した

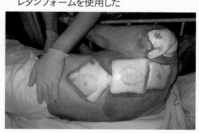

③ 周囲皮膚の二次損傷なく治癒した

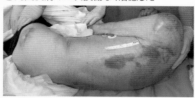

POINT
- 滲出液が多い創傷がある脆弱皮膚の場合、滲出液のコントロールができる剥離刺激の少ないドレッシング材を使用する

症例❷　湿布を剥がしたときに発生したスキン-テア

- 80歳代、男性、高齢者施設に入所中

- 上腕に貼布していた湿布を剥がした際、皮膚も一緒に剥がれた（①）

- 皮弁が残っていなかったことから、STAR分類システムはカテゴリー3と評価した

- 愛護的に洗浄を行った（②）

- 皮弁が完全に欠損しているため創面の湿潤環境を保ち、剥離時に疼痛を伴わないウレタンフォームドレッシングを選択した（③）

- 汚染がなかったため1週間後に剥がした。上皮化して治癒した（④）

POINT
- シリコーン系や非固着性のドレッシング材などを使用し、できる限り剥離時の刺激を軽減させることが治癒を促進させる

① 湿布を剥離したときに発生した

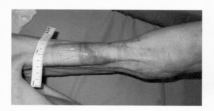

② 皮弁が残存する場合は、可能な限り元の位置に戻す

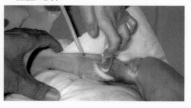

③ ネット通販などでも購入しやすい「ふぉーむらいと」を選択した

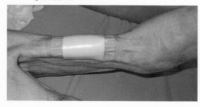

④ 剥離時の二次損傷なく治癒した

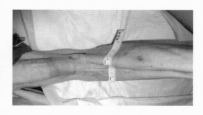

「STAR分類システム」といいます。

スキン-テアも褥瘡も、脆弱皮膚であればケアの考え方は同じです。創部のアセスメントで発生した原因をできるだけ排除し、剥離刺激のやさしいドレッシング材を使用して二次損傷を予防します。前述したように、滲出液によって周囲皮膚の浸軟を招くことになれば、さらにハイリスクの脆弱皮膚となります。

また、皮弁が完全に欠損しているスキン-テア（STAR分類システム：カテゴリー3）の場合、湿潤環境を保ち、創に固着しないドレッシング材の選択が必要です。

ドレッシング材選択と合わせて行う予防的スキンケア

創の状態に応じたドレッシング材の使用ができても、愛護的な洗浄やドレッシング材剥離などの技術をスタッフ間で統一しなければ効果は上がりません。表1の予防的スキンケアを行いながら、滲出液の管理と剥離刺激の少ないドレッシング材を選択できれば、脆弱な皮膚の創傷治癒は促進すると思われます。

表1 予防的スキンケア

洗浄	●脆弱な皮膚を少しでも刺激から守るため、創部を洗浄するときは、やわらかい不織布や石けんの泡を利用して、創部や周囲皮膚の洗浄を愛護的に行う
被膜剤による保護	●ダメージが強い皮膚は、ドレッシング材貼付前に皮膚被膜剤を使用して保護することで二次損傷を予防する
慎重な剥離	●脆弱な皮膚のため、ゆっくりと剥がす ●ドレッシング材の交換時に粘着剥離剤を使用する場合もある ●シリコーン系のものに関しては、粘着剥離剤を使用しなくても、周囲皮膚を損傷することなく剥がれるものが多い
保湿	●創周囲のドライスキンは、感染や治癒の遷延になりやすい ●ダメージのある皮膚を保湿成分で保護することは、二次損傷や再発の予防につながる
ドレッシング材の適切な交換	●頻回な剥離刺激は、表皮の損傷だけでなく真皮レベルにもダメージを与え、広範囲に内出血を起こしてしまうことがある ●刺激をできる限り少なくするためには、滲出液の量に応じた吸収能があり剥離刺激の少ないドレッシング材を選択することが必要である ●滲出液の量や性状の変化を観察して、状況に応じて交換回数を再評価する

〈引用文献〉
1. EPUAP,NPUAP 著, 宮地良樹, 真田弘美 監訳, 仲上豪二朗 訳：褥瘡の予防＆治療 クイックリファレンスガイド2014年版. メンリッケヘルスケア, 東京, 2014. http://www.molnlycke.jp/Documents/JPN/Wound%20Care/v2_Japan_Quick%20Reference%20Guide.pdf (2018/4/3アクセス)
2. 溝上祐子 編：カラー写真とイラストで見てわかる! 創傷管理 予防的スキンケア・褥瘡から創傷治療の実際. メディカ出版, 大阪, 2006：63.
3. 日本創傷・オストミー・失禁管理学会編：ベストプラクティス スキン-テア(皮膚裂傷)の予防と管理. 照林社, 東京, 2015.

足潰瘍や拘縮で
荷重がかかる場合

松岡美木

●POINT●

- 荷重により発生する創傷の代表的なものが褥瘡で、糖尿病足潰瘍も荷重によって発生する
- 荷重による血行障害をアセスメントするために、視診、触診、聴診によって血流の評価を行う必要がある
- 予防的には、ドレッシング材では高すべり性スキンケアパッドのリモイス®パッド、骨突起部にポリウレタンフォーム/ソフトシリコンドレッシング材が勧められる
- 治療的には、クッション性の高いポリウレタンフォーム、ポリウレタンフォーム/ソフトシリコンドレッシング材などに踵部専用のドレッシング材も出されている

まず知りたい！ 「荷重により発生する褥瘡」とは？

● 褥瘡は、圧迫やずれなどの荷重によって発生する創傷の代表として挙げられます。そのほかに、糖尿病神経障害や関節変形によって発生する糖尿病足潰瘍（**図1**）も荷重が原因で起こることがあります。局所に荷重が加わることによって虚血や外傷が生じ創傷に至るという構図なのですが、単純に荷重だけが原因ではない場合もしばしばあります

● 身体の変化により、通常では荷重が加わりにくい部位が荷重部位となることが原因の場合もあります。このことをふまえて、発生した創傷をアセスメントし、使用する材料を検討していきましょう

図1 | **シャルコー関節による足変形により荷重部位へ生じた潰瘍**

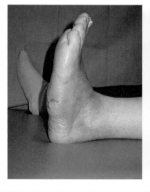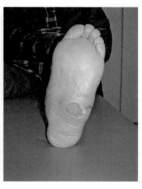

POINT 1　荷重によって生じる虚血に影響を与える血行障害

　例えば、疾患によって寝たきりとなってしまった高齢者の踵部の皮膚に暗紫色の色調変化を発見したとします。踵部は褥瘡の好発部位の一つでもあり、寝たきりで圧迫が加わっていた可能性も高いからという理由だけで「褥瘡」と判断して、治療計画を立案・実践していくことはけっして適切な判断とはいえません。褥瘡の好発部位であったとしても、創傷が発生した要因に血行障害が潜んでいる可能性があるからです。

　70歳以上の約20%に閉塞性動脈硬化症があるといわれています[1]。また、下肢の血流は基礎疾患や全身状態の影響を受けていることもあります。血行障害がある場合は、軽微な荷重でも容易に局所に虚血が起こり、褥瘡発生に至ります。このことから、特に下肢に創傷を発見した場合には、まず血流の評価を最初に行うことが推奨されています。

血流の評価

1）視診

　皮膚の色調に左右差はないか（図2）、無毛の有無（動脈性の血行障害がある場合はすね毛がなくなる）などをみます。

2）触診

　冷感の有無、左右差はないか、足背動脈、後脛骨動脈、膝窩動脈の触知の有無をみます（図3）。

3）聴診

　超音波ドプラによる足背動脈（図4）、後脛骨動脈の血流評価、足関節の血圧の測定（カットオフ値は80mmHg）、ABI（ankle brachial index）の測定（正常値：0.9以上1.3未満）などを行います（図5）。

　ABIは動脈硬化や石灰化で血管が硬くなってしまっている場合は、血行障害があっても値が低くならない場合もあるため注意が必要です。

　血流の評価は施設の環境によって実施が難しいものもありますが、可能な範囲で行いましょう。

　圧迫が加わらない部位なのに創傷が形成されていて、血流に障害があることがわかった場合には、医師に報告し、しかるべき対応をしてもらいましょう。

図2　左右の下肢の色調の違い

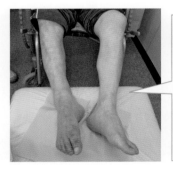
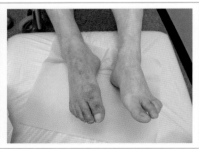

図3　触診による動脈の拍動の確認

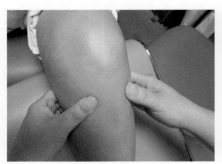
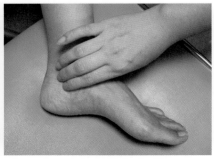
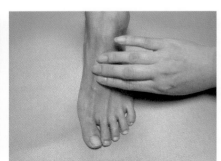

図4 超音波ドプラによる血流の評価

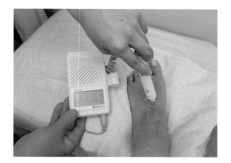

図5 ABIの測定方法

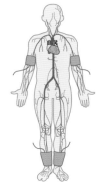

右側ABI

$$= \frac{\text{高いほうの右側足関節収縮期血圧（後脛骨動脈または足背動脈）}}{\text{高いほうの上腕収縮期血圧（左側または右側）}}$$

左側ABI

$$= \frac{\text{高いほうの左側足関節収縮期血圧（後脛骨動脈または足背動脈）}}{\text{高いほうの上腕収縮期血圧（左側または右側）}}$$

TASCⅡ Working Group／日本脈管学会訳：下肢閉塞性動脈硬化症の診断・治療指針Ⅱ．メディカルトリビューン，東京，2007：40．より引用

POINT 2 荷重が生じる部位に影響を与える関節の拘縮

関節拘縮は褥瘡発生の危険因子として挙げられています[2,3]。関節拘縮によって発生する褥瘡は、関節拘縮が直接的な原因の場合と間接的な原因の場合に分けられます。関節拘縮が褥瘡発生の直接的な原因の場合、褥瘡は関節拘縮部に発生し、伸展側では関節拘縮が高度になることで骨関節部の伸展側の皮膚や皮下組織が極度に伸展され、骨関節部による内部からの圧迫を受けて血流不全に陥るためと考えられています。

また、屈側では、関節拘縮によって屈側の皮膚や軟部組織が強く圧迫しあい、局所が血流不全に陥るためと考えられています（図6）。この原因によって発生した褥瘡は難治化しやすいのが特徴です。

関節拘縮が褥瘡発生の間接的な原因の場合、褥瘡は関節拘縮部ではない部位に発生し、股関節や膝関節が拘縮することによって大転子部や仙骨部の病的骨突出が高度になる[4]、踵部への荷重が大きくなる[5]、ポジショニングが難しくなるなどといった状況となります（図7）。

また、関節拘縮がある場合の大半は廃用症候群による筋萎縮を合併しています。そのため、下腿部の生理的骨突出部は病的に高度に突出することになります。つまり、関節拘縮により骨突起部への荷重の増大、荷重部位の変化、廃用症候群による病的骨突出の高度化が起こることで褥瘡が発生するといえます。

そして、関節拘縮のある場合は、円背や刺激によって強い筋緊張が関節部に加わることを合併していることも少なくないため、全身の動きの評価が必要となります。

図6 膝関節拘縮部の屈側に生じた褥瘡

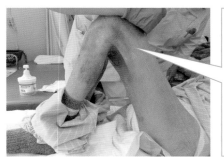
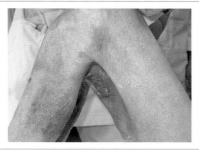

図7 股関節、膝関節の拘縮によりポジショニングが難しい状態

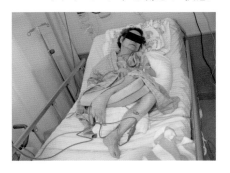

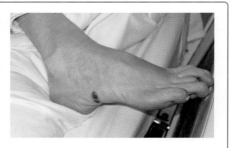

何を選択する？　ドレッシング材・外用薬の選択・使用・評価のポイント

予防的な選択

　まずは、洗浄・清潔、保湿といった予防的なスキンケアを荷重部位に実施していることが前提となります。保湿には市販のスキンケアクリーム、外用薬では血流増加作用のあるヒルドイド®ローションやフォームを用いるとよいでしょう。

　荷重を予防する場合に用いられるドレッシング材では高すべり性スキンケアパッドのリモイス®パッドの貼付が、『褥瘡予防・管理ガイドライン（第4版）』[6]でも推奨されています。

　また、近年では骨突起部にポリウレタンフォーム/ソフトシリコンドレッシング材（メピレックス®ボーダー フレックス、ハイドロサイト®ADジェントル、バイアテン®シリコーン＋）を貼付することで、褥瘡予防の効果があることが報告されています[7,8]。しかしどれを選択しても保険の適用がありませんので、その点をふまえたうえで使用してください。そのほかに、予防を目的として使用するポリウレタンフォーム保護パッド材（アレビン®ライフ、メピレックス®ボーダー プロテクト）が衛生材料として発売されています。

予防　外用薬の選択　血流増加作用のある外用薬

■ヒルドイド®ローション0.3%（左）
　ヒルドイド®フォーム0.3%（右）
（マルホ株式会社）

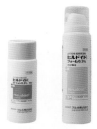

●持続性のある高い保湿作用があり、皮膚の乾燥症状を軽くする
●使用部位の血行を促進し、血行障害に基づく痛みや腫れを軽くする
●皮脂欠乏症、進行性指掌角皮症等に有用である
●良好な展延性および被覆性を有する油中水型の乳剤性軟膏である
●使用感のよい水中油型のクリーム剤やローション剤もある

予防　ドレッシング材の選択　高すべり性スキンケアパッド

■リモイス®パッド
（アルケア株式会社）

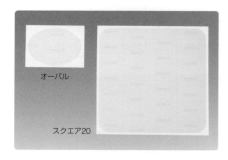

オーバル

スクエア20

●三層構造で、摩擦やずれを防ぐと同時にスキンケアが行える
●高すべり性のナイロンニットを基材とし、体位変換時の摩擦やずれを低減し、皮膚へのダメージを防ぐ
●ハイドロコロイドの高吸水能とウレタンフィルムの透湿・防水性により、ムレを抑え皮膚の浸軟を低減する
●体圧が集中し、摩擦やずれが発生しやすい骨突出部に使用する

ポリウレタンフォーム/ソフトシリコンドレッシング材

■メピレックス®ボーダー フレックス
（メンリッケヘルスケア株式会社）

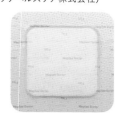

● 創部とその周辺皮膚の痛みや組織損傷を軽減する、一体型のフォームドレッシング材
● 滲出液を吸収・保持し、創部の湿潤環境を維持する
● 吸収された滲出液の一部は背面フィルムから外へ蒸散される
● 背面フィルムは微生物バリア性および防水性を併せもつ
● セーフタック®技術により、創部や創部周辺の皮膚に痛みを与えずドレッシング交換が可能
● 内部に施されたY字の切り込みにより屈曲部にもなじみやすく、皮膚に密着する

■ハイドロサイト®ADジェントル
（スミス・アンド・ネフュー株式会社）

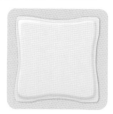

● 高い吸収力と皮膚への粘着性を有しており、さらに液体やバクテリアの侵入を防ぐ防水性の背面フィルムにより、感染や汚染を防止する機能も持ち合わせている
● 皮下組織までの創傷における創傷治癒を促進する湿潤環境を整える
● 吸収した過剰な滲出液は、水蒸気として外に出し、多くの滲出液に対応できるようになるため、交換回数が軽減できる

■バイアテン®シリコーン＋
（コロプラスト株式会社）

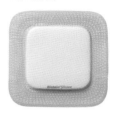

● ボーダー部にシリコーンゲル粘着を有し創傷周辺皮膚にやさしく粘着し、除去時の剥離刺激を抑える
● 柔軟性のある素材のため、創傷と身体へ確実に密着し、動きのある部位に使用することが可能
● 独自の3D構造ポリマーは滲出液を縦方向に吸収し、閉じ込め、横方向へは広がりづらく、漏れ、浸軟を防ぐことにより、創傷治癒に最適な湿潤環境を保つ

■アレビン®ライフ
（スミス・アンド・ネフュー株式会社）

標準型 　　　　　　　　　　かかと用

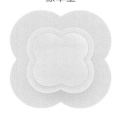 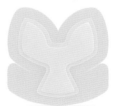

● 5層構造のポリウレタンフォーム保護パッド材で、クッション性と圧分散を提供
● シリコーン粘着層は剥離時の痛みや違和感を軽減し、脆弱な皮膚にも適し、簡単に貼り直しが可能
● 独自の形状により、貼付部位にしっかりと密着。シャワー浴が可能
● 二次ドレッシング不要

治療的な選択

治療効果を期待する場合のドレッシング材の選択はクッション性の高いものの使用が効果的です。ポリウレタンフォーム／ソフトシリコンドレッシング材などはクッション性があり、荷重を緩和する効果が期待できます。また、最近では踵部専用のドレッシング材(ハイドロサイト®プラス ヒールタイプなど)も多く出てきています。

外用薬で荷重の緩和を期待できるものはありませんが、創部の状態、治療方針に合った効果を期待できるものを選択し、ガーゼやパッド類を固定するときには血流を阻害させないように包帯をきつく巻いたり、テープで強く止めないようにしましょう。

踵部専用のドレッシング材

■ハイドロサイト®プラス ヒールタイプ
(スミス・アンド・ネフュー株式会社)

● ハイドロサイト®プラスの特性はそのままに、踵部に合わせてデザインしたドレッシング材
● クッション性に優れ、創部を優しく包み込む

また、関節拘縮により屈側に生じた褥瘡の場合は、ドレッシング材でも外用薬の固定に使用する材料も厚いものを選択してしまうと、かえって荷重を強く加える結果になってしまうので、薄い材料を選択することが望ましいです。

評価

ドレッシング材の場合は貼付後にずれの影響を受けて、よれて剥がれていないか、よれたドレッシング材が塊となってしまい、局所に荷重を加える原因となっていないか等の評価が必要になります(図8)。ずれは最小限にする支援やポジショニングを提供しても、なかなか回避が難しい荷重です。そして、ドレッシング材はずれ力の影響を受けやすいものが多くあります。

ドレッシング材がよれてしまうことで頻回な交換を余儀なくされる場合は、外用薬へ変更することも一つの方法です。外用薬に変更しても、固定するガーゼやパッド類がよれてしまい荷重を助長してしまう場合は、外用薬のみの塗布を適宜行うことで創部の悪化予防・改善を期待することもできます。

*

これらのことをふまえてドレッシング材や外用薬の使い方を症例1、2に示しました。

荷重が加わる部位のドレッシング材・外用薬の選択は頭を悩ませることが多いと思われます。ドレッシング材も外用薬も効果的に選択・使用できればどちらも非常に優れています。

選択の際に重要となるのは、荷重の原因のアセスメントです。どのような荷重がどのようなときに生じるのか、です。その際に創部はどのように変化をするの

図8 "よれた"ドレッシング材

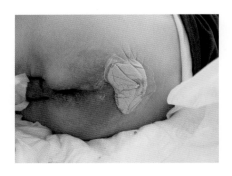

か、この点をしっかり把握することで、ドレッシング材・外用薬のどちらが最も効果的に活用できるか判断できるようになります。

外用薬の塗布のみで悪化させずに経過した褥瘡

● 80歳代、男性。肝性昏睡と呼吸不全により緊急入院。入院時より仙骨部に消えない発赤を認め、主治医の指示でポリウレタンフォーム/ソフトシリコンドレッシング材で管理を行っていた。しかし、局所の改善を認めないため褥瘡回診へコンサルテーションがあった

● 腹水の貯留があり、体重は80kgを超えている状態

● 呼吸不全に対してBiPAPが装着されており、体位は常にセミファーラー位の状態であった。JCSⅡ-30でBiPAP装着の苦しさと体重のために、ポジショニングをしっかり行ってもずり下がってきてしまう状態であった

● 訪問時、創部に使用されていたポリウレタンフォーム/ソフトシリコンドレッシング材はよれており、剥がれかかっている状態であった。病棟看護師からはすぐに剥がれてしまうので、ほぼ毎日のように交換していると情報があった

● 創部は①のような状態であった。現状の管理方法では剥離刺激による悪化の可能性とずれによって生じるポリウレタンフォーム/ソフトシリコンドレッシング材のよれが荷重を助長していると判断した

● そこで、抗炎症作用、創傷治癒促進作用のあるアズノール®軟膏に使用材料を変更した

● ガーゼやパッドを用いるとよれが生じると判断し、体位変換ごとに創部へたっぷり塗布する管理方法へ変更した

● その結果、創部は感染を起こすこともなく、悪化することもなく経過し（②）、壊死組織と周囲皮膚の境界が明瞭となった段階で外科的デブリードマンを行えた（③）

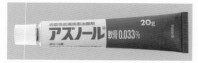

■ **アズノール®軟膏0.033%**
（日本新薬株式会社）

① 初回介入時の状態

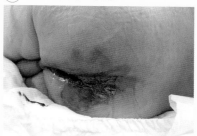

② 1週間後、2週間後の状態

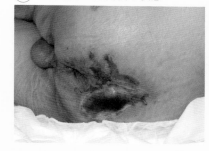 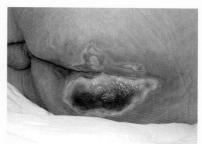

③ 3週間後、デブリードマン後

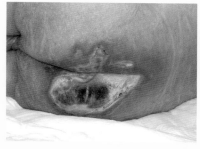 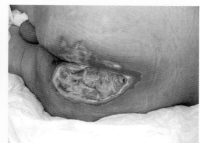

●60歳代、女性。精神発達遅滞により施設入所中であったが、下血を主訴に緊急入院。入院後踵部に褥瘡が発生しコンサルテーションがあった

●股関節、膝関節の屈曲拘縮が認められた

●意思疎通は困難であり、身体に触れると関節に筋緊張が加わる状態であった。工夫してポジショニングを行ったが、筋緊張が加わるとポジショニングピローから下腿部はずり落ちてしまい、同時に床面を踵で力一杯踏みしめる動作が確認された（①）

●創部は②のような状態であった

●褥瘡の原因は、この踵で床面を踏みしめてしまう動作と判断した。そこで、クッション性のあるポリウレタンフォーム/ソフトシリコンドレッシング材の踵用の使用を開始した。また、それだけでは悪化予防は困難と判断し、理学療法士にポジショニングの工夫を依頼した（③）

●その結果、創部は悪化することなく、またドレッシング材のよれも生じることなく経過することができた（④）

① 膝の関節拘縮とずり落ちた下腿部と踵への荷重

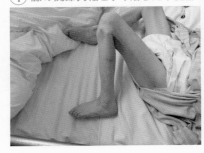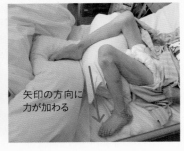

矢印の方向に力が加わる

② 創部の状態

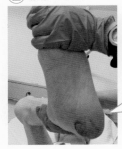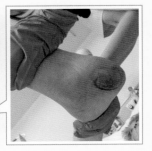

③ ポリウレタンフォーム/ソフトシリコンドレッシング材の踵用の使用とポジショニングの工夫

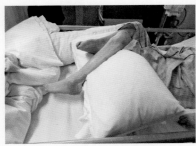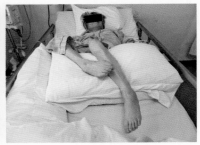

④ 創部の経過

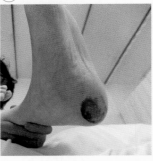

〈引用文献〉
1. 国立循環器病研究センター: 循環器病情報サービス. http://www.ncvc.go.jp/cvdinfo/(2021/9/20アクセス)
2. 大浦武彦: わかりやすい褥瘡予防・治療ガイド. 照林社, 東京, 2001:28-39.
3. 貝川恵子, 森口隆彦, 岡博昭, 他: 寝たきり患者(日常生活自立度ランクC患者)に置ける褥瘡発生危険因子の検討. 褥瘡会誌 2013;15(2):144-148.
4. 大浦武彦: 最近の褥瘡に対する考えかたとリハビリテーション. 理学療法学 2005;32(4):294-298.
5. 布上大典, 石原瑞恵 鶴居勝也,他: 褥瘡発生予防への理学療法士の役割－膝関節屈曲拘縮, 円背および体位が仙骨部と踵部の体圧に及ぼす影響－. 褥瘡会誌 2008;10(1):44-49.

6. 日本褥瘡学会学術教育委員会ガイドライン改訂委員会: 褥瘡予防・管理ガイドライン(第4版). 褥瘡会誌 2015;17(4):487-557.
7. Clark M,Black J,Alves P. Systematic review of the use of prophylactic dressings in the prevention of pressure ulcers.Int Wound J 2014;11(5):460-471
8. Black J, Clark M,Dealey C,et al. Dressings as an adjunct to pressure ulcer prevention: consensus panel recommendations. Int Wound J 2015;12(4):484-488.

〈参考文献〉
1. 宮地良樹: なぜ褥瘡はできるのか. 厚生省老人保健福祉局老人保健課(監修): 褥瘡の予防・治療ガイドライン. 照林社, 東京, 1998: 4-7.
2. 大桑麻由美, 真田弘美, 須釜淳子, 他: 寝たきり高齢者における踵部褥瘡の深達度とABI(ankle brachial index)との関係. 褥瘡会誌 2007, 9(2): 177-182.
3. 大山知樹, 西本聡, 武田匡弘, 他: 小児における褥瘡好発部位の体圧測定. 褥瘡会誌 2004;6(1):35-49.
4. 南村愛, 市岡滋, 岡部勝行: 関節屈曲拘縮に対する筋腱切断術が褥瘡治療に有効であった2症例. 褥瘡会誌 2006;8(1):54-57.
5. 河内沙織, 佐藤智也, 市岡滋: 肘関節拘縮により生じた肘窩褥瘡が腱切り術で治癒した1例. 褥瘡会誌 2015;17(1):39-43.

殿部などが汚染されている場合（浸軟がみられる場合も含む）

津畑亜紀子

●POINT●

- 便や尿によって殿部が汚染されている場合は、①排泄物を止める、②排泄物を集めて回収する、③創部を被覆する、の3つの方法をとる
- 排泄物を止めるためには、肛門用プラグや浣腸を行う。排泄物を集めて回収するためには、おむつや収尿器、膀胱留置カテーテル、便失禁管理システムを使う。創部の被覆には、フィルム材や創傷被覆材を用いる

　殿部周辺にある創部は、便や尿によって汚染されることが予測されます。排泄物による汚染から創部を守るためには、以下の3つの方法を、単独に、あるいは組み合わせて行う必要があります。

1. 排泄物を止める
2. 排泄物を集めて回収する
3. 創部を被覆する

　それぞれの方法には利点・欠点があります（表1）。汚染を防御したい創部の状態、対象者の療養環境、使用物品の入手容易性などによって選択できるケア方法は異なりますが、複数の方法を検討しておくとよいでしょう。

　上記3つの方法を行うときに選びたいドレッシング材、外用薬、その他の機器の使い方について解説します。

表1 **排泄物による汚染から創部を守る方法**

	排泄物を止める	排泄物を集めて回収する	創部を被覆する
方法	● 肛門用プラグ ● 浣腸	● 膀胱留置カテーテル ● 紙おむつ ● 便失禁管理システム ● 陰茎装着型収尿器 ● ストーマ用品	● フィルム材 ● 創傷被覆材 ● 陰圧閉鎖療法
利点	● 手技が容易	● 選択の幅が広く、工夫がしやすい	● 創傷管理と同時に行える ● 入手が容易
欠点	● 適応が限られる ● 尿汚染には対応できない	● 方法によって手技が煩雑となる ● 皮膚障害やカテーテル関連感染など合併症のリスクがある	● 創傷の状態によって適応が限られる

排泄物を止めるために何を選択する？

　排尿や排便は生命の維持に欠かすことができないため、排泄物による創部の汚染が問題となっていても、排泄を完全に止めてしまうことはできません。細菌性下痢の場合に止瀉薬を用いることは腸炎を悪化させる原因となる危険性があります。

　また、水分制限は脱水の原因となる可能性があります。そのため、身体の恒常性を保ちながら適切な排泄管理を実施していく必要があります。「排泄物を止める」ケアは、問題となっている下痢や多尿の原因をしっかりアセスメントして、まず原因に対する対処から実施すべきでしょう。

> **POINT**
> ● 下痢や多尿の原因を探ること
> ● まずは、原因に対する対処から始める

「肛門用プラグ」が適応となる場合

　加齢に伴う括約筋の機能低下によって肛門括約筋が弛緩し、少量ずつ便失禁が続いてしまう場合は、排泄物を止めることを検討してもよいでしょう。

　「肛門用プラグ」は、水溶性のコーティングがなされており、プラグを肛門から挿入した後、コーティングが溶解して肛門付近プラグが膨らみ、失禁を防御します（**図1**）。ガスはフィルターを通じて体外に排出されます。定期的な交換（12時間に1回）が必要ですが、適切な排便を促すためにも、連続した挿入は避けるようにします。

「浣腸」が適応となる場合

　高齢者は、弛緩性の便秘が多く認められます。特に、寝たきり高齢者の場合は、排便姿勢を十分にとれないこと、疾病管理のための薬物療法を受けていること、食事内容が変化することなどによって弛緩性便秘の状態が顕著となる場合があり

ます。

　便秘の状態が悪化すると腸管内が便で満たされ、あふれ出るように失禁する溢流性便失禁となることがあります。

　また、硬い糞便で直腸内が満たされると排便できず、間隙から水様の便を失禁することもあります。現象だけをとらえると下痢と判断されがちですが、下痢なのか便秘なのかの鑑別が重要となります。

　便秘の場合、下剤の服用は効果がありますが、投与した薬剤の反応がいつ現われるかを予測することが困難です。

　また、下剤による下痢を引き起こす場合があるため、創部の汚染を回避する方法としてはあまり効果がありません。脳血管疾患や大腸の器質的疾患など、浣腸が禁忌となる併存疾患がない場合は浣腸を実施します。意図的に排便を促すことによって排便を予測して対処したり、少量ずつ頻繁に排便がみられる排便状態を回避することが可能になります。

> **POINT**
> ● 浣腸が禁忌となる他の併存疾患がなく、弛緩性便秘の結果、便失禁が生じている場合には浣腸を実施する

図1 　肛門用プラグ

■ペリスティーン®アナルプラグ
（コロプラスト株式会社）

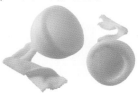

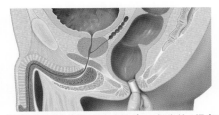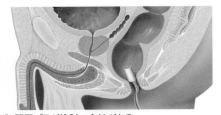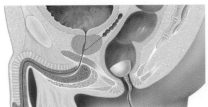

肛門括約筋の弛緩による少量ずつの便失禁の場合には肛門用プラグ検討の余地がある

コロプラスト株式会社の資料を元にイラストを作成

排泄物を集めて回収するために何を選択する?

「排泄物を集めて回収する」ことはカテーテルや粘着性の袋、紙おむつなどを使用して、排泄物を創部に付着させることなく意図した場所へ誘導することです。

その方法は多様であり、個々の状況に応じてさまざまなケアを選択することが可能です。例えば、膀胱留置カテーテルのように、カテーテルを用いて排泄物を回収する方法や、排泄物をスポットで吸収できる紙おむつを選択して排尿を回収する方法などです。

膀胱留置カテーテルによる排泄物の回収

膀胱留置カテーテル使用の利点・欠点を**表2**に示しました。

これらをふまえて、創部の汚染を回避する目的でカテーテル留置を実施する対象は、以下のような場合です。

①尿回収の確実性が求められる
②他に代替する方法がない
③留置期間を限定できる

例えば、褥瘡部の根治術後に創汚染や紙おむつ交換に伴う外力を回避したい場合、創部の尿汚染が原因の感染が生じている場合で、他の方法がない場合などが想定されます。

紙おむつを使用した排泄物の回収

紙おむつを使用した場合の利点・欠点を**表3**に示しました。

表2	膀胱留置カテーテル使用の利点・欠点	
利点	● 留置手技が容易である ● 尿回収の確実性が高い ● 病院において必要物品の入手が容易である
欠点	● 尿路感染症のリスクが高い ● 尿道の損傷や結石の形成などの合併症が起こる ● 日常生活における行動が制限される

表3	紙おむつを使用した場合の利点・欠点	
利点	● 形、サイズ、吸収量の種類が豊富である ● 在宅領域においても入手が容易である ● 使用方法が広く周知されている
欠点	● 看護・介護の負担がある ● 創部を汚染する可能性が高い ● 使用方法によって皮膚障害となる可能性がある

図2 全面吸収できるパッド

■ネピアテンダーうららか日和
使い方いろいろ両面吸収パッド
(王子ネピア株式会社)

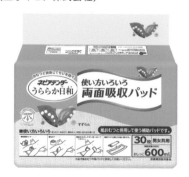

■ネピアテンダーパッド
なんでもパッド
(王子ネピア株式会社)

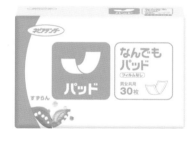

紙おむつは、対象の条件を特に設けずに幅広く使用できることが最大の利点ですが、創部の汚染を回避する方法としては確実性が低くなります。そこで、パッドの当て方の工夫や製品選択を行うことで創部の汚染を回避していきます。

1)尿の場合の紙おむつの使用方法
①パッドを使用して尿道口周囲の吸収体を多くする

パッドタイプのおむつを外側全面が吸収体になるように折りたたんで尿道に当てる、または全面吸収できるパッドを使用します(**図2**)。尿パッドは尿で汚染しますが、アウターとして使用しているテープ止め紙おむつの汚染は防げます。

図3 尿の場合のパッド

■アテントSケア前側吸収
おしりさらさらパッド
（大王製紙株式会社）

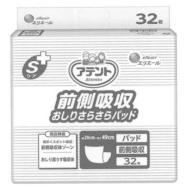

図4 軟便・水様便の場合のパッド

■アテントSケア軟便安心パッド
（大王製紙株式会社）

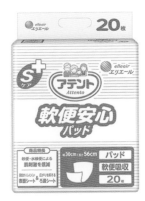

図5 尿が多い・水様便の場合の
パッド

■ネピアテンダー パッド
大判おまかせ1200 水様便にも
（王子ネピア株式会社）

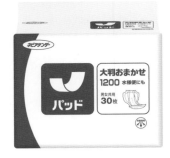

表4 陰茎装着型収尿器の
利点・欠点

利点	●カテーテルを留置することなく確実に尿を回収できる
欠点	●装着手技を習得する必要がある ●皮膚障害を起こす可能性がある ●男性のみの使用で、ペニスの長さが2cm以上必要である

②尿道口周囲で尿の吸収を集中させる機能をもった紙おむつを使用する（図3）

　紙おむつを用いて尿を回収する場合は、吸収体を集中させる位置を検討することが必要です。

2) 便の場合の紙おむつの使用方法

　市販されている紙おむつの多くは、排尿を吸収させて管理することを目的としています。そのため、排便の場合は便がおむつに吸収されずにおむつ表面に残り、皮膚障害の原因となります。皮膚への排泄物の付着を防ぎ紙おむつにすみやかに移行、吸収させる工夫が必要となります。

①軟便に対応した紙おむつを使用する

　「軟便安心パッド」（図4）は、軟便・水様便を吸収させることを目的に開発されたおむつです。1層目のシートの目が粗くなっているため目詰まりしにくく、排泄物が紙おむつ表面に残存するのを防ぎます。そして、2層目で排泄物をろ過し、

3層目の吸収体で排泄物を保持します。これによって紙おむつの表面に残る便の量を減らし、創部の汚染を回避することができます。

　特に多い尿や、水様便にも使用できるパッドもあります（図5）。

POINT ●紙おむつを用いて便を回収する場合、おむつの表面に便の残渣が残らないような工夫をしよう

陰茎装着型収尿器の場合

　「陰茎装着型収尿器」の利点・欠点を**表4**に示しました。

　先端口のある粘着性のコンドームをペニスに装着して使用します。脱着の際、陰毛を巻き込むと痛みを伴うため、陰毛はカットするなどの配慮が必要です。装着後は先端から集尿バッグに接続して使用します。

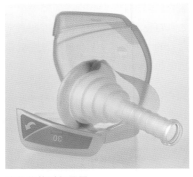

陰茎装着型収尿器
コンビーン®オプティマ
（コロプラスト株式会社）

便失禁管理システムを用いた
排泄物の回収

　「便失禁管理システム」とは、シリコーンチューブを直腸内に留置して排便を袋内に誘導して回収する方法です。その利点・欠点を**表5**に示しました。

便失禁管理システムは直腸や肛門に病変、損傷がない場合に使用することができます。特に排便コントロールが困難で、確実性の高い排便回収が急務な場合に使用します。

ストーマ装具の利用による排泄物の回収

ストーマ装具による排泄物回収は**表6**のような利点・欠点があります。

肛門に貼付して排泄物を回収する場合のストーマ装具は、柔軟性のある皮膚保護剤を使用した単品系の装具で、陰部への異物感を低減させるために、閉鎖具がやわらかいか、ストーマ袋が長いものを選択します。

表5 便失禁管理システムの利点・欠点

利点	● 水様便を確実に回収することができる
欠点	● 初期費用がかかる ● カテーテルの圧迫による肛門部の皮膚障害が起こることがある ● 常備している施設や部署が少ない

● 便失禁管理システム

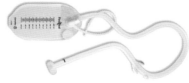

フレキシ シール®SIGNAL
（コンバテック ジャパン株式会社）

● 便失禁ケアシステム

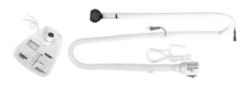

バード® ディグニシールド®
（株式会社メディコン）

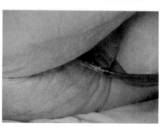

フレキシシール®の使用例

表6 ストーマ装具による排泄物回収の利点・欠点

利点	● 貼付ができれば確実に排便を回収できる
欠点	● 装着に技術が必要 ● 常備している部署が限られる ● うまく貼付できない状況が継続すると皮膚障害を起こす

ストーマ装具利用の実際

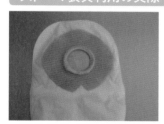

[貼付方法]
①穴は大きめにカットする
②周囲を皮膚保護ペーストや用手形成皮膚保護剤で補填する
③ストーマ装具の皮膚保護剤の肛門側はくさび状にカットすると密着しやすい

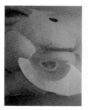 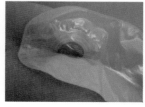 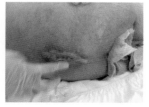

創部を汚染することなく、ストーマ装具に排便を回収することができる

創部を被覆するために何を選択する?

創部を被覆する方法は、フィルム材を用いて覆う方法や、粘着性のある創傷被覆材で密閉する方法があります(**図6**)。いずれの場合も簡便な方法であり、臨床においてしばしば用いられています。

しかし、感染のためドレナージが必要な場合や、滲出液が多く浸軟を招きやすい状態では、創を密閉することがむしろ悪影響となる場合があるため注意が必要です。

それを含めて、創部を被覆する方法の利点・欠点を示しました(**表7**)。

表7	創部を被覆する方法の利点・欠点
利点	● 簡便である ● 必要な物品を入手しやすい
欠点	● 創状態によって密閉できない場合がある ● 剥がれによって確実な密閉性が保てないことがある

図6 創部を被覆する方法

① フィルム材で密閉する方法

〈製品例〉

■オプサイト®ジェントルロール
(スミス・アンド・ネフュー株式会社)

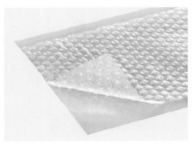

■エアウォール®ふ・わ・り
(スキニックス®)

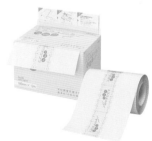

■優肌パーミロール®HS
(株式会社ニトムズ)

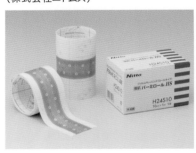

■使用方法
● 創部を被覆しているドレッシング材の上から貼付する

■貼付のポイント
● 殿裂など凹凸が大きい場所は伸展させた状態でクロスさせて貼付する
● 洗浄した水分をしっかり拭き取ってから貼付する

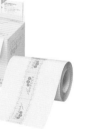

（次頁につづく）

② 創傷被覆材で密閉する方法

〈製品例〉

■ハイドロサイト®ジェントル銀
(スミス・アンド・ネフュー株式会社)

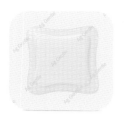

■使用方法
● 防水機能をもつ粘着性創傷被覆材を貼付して創部を覆う

■アクアセル®Agフォーム
(コンバテック ジャパン株式会社)

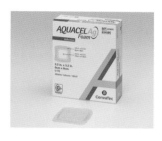

■貼付のポイント
● 滲出液の量に応じた被覆材を使用する
● 殿裂など凹凸が大きい場所に形状が四角形の創傷被覆材を貼付する場合は角を頭尾側にして貼付し、フィルム材で補強してもよい

■メピレックス®ボーダー フレックス
(メンリッケヘルスケア株式会社)

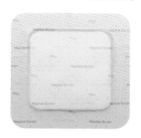

外用薬による処置を実施していて、創を被覆したいとき

すでに外用薬を使用していて創を被覆したいときは、以下の点を確認します。
・被覆してよい創部の状態であるか
・軟膏の種類

・滲出液の量とドレッシング材に求められている吸水量

また、油性の軟膏の場合、フィルム材や創傷被覆材の粘着性が低下し、密閉性が保てないことがあります。そのため、軟膏を塗布する量、範囲を確認し、創部の処置ごとの洗浄は洗浄剤を用いて行う

必要があります。

＊

殿部周囲の創傷を汚染から守る方法は被覆だけではありません。ケア方法を変更したり、複数のケア方法を同時に行うことで汚染のリスクは低減できるでしょう。

浸軟した皮膚への対応

浸軟した皮膚は外的な刺激に脆弱で破綻をきたしやすいため、創傷を予防するうえでは浸軟させないケアが大切です。特に、殿部は排泄物による皮膚の汚染頻

度も高く、おむつや皮膚の密着があるなどの特殊な環境から浸軟が起こりやすい部位です。皮膚の浸軟の程度は汚染の頻度や時間によって変わります。つまり、

汚染を回避することが、浸軟を予防することにつながります。

殿部の汚染が浸軟を起こし、創傷発生の原因となった

●70歳代、男性。腎盂腎炎で入院。点滴治療で病状は改善しているが、殿部は常に排泄物で汚れており、浸軟が著明で、殿裂を確認すると潰瘍が認められた（①）。腎盂腎炎を繰り返す恐れがあるため、排泄管理を行って退院する予定である

●入院までの経過：40歳代のとき、仕事中の事故で頸髄損傷となって以降、車椅子で生活していた。導尿を行うよう指示されていた時期があったが、手のしびれがあること、失禁がみられていたことから、おむつで管理するようになっていった。肛門は弛緩している。排便は下剤を使用し、失禁管理をしている。現在は自宅で生活しており、屋内での生活はおおむね自立している

① 入院時の状態

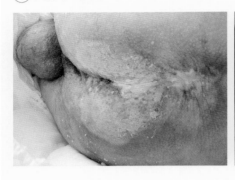
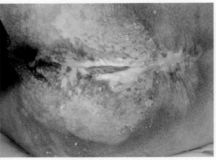

② 10日後の状態

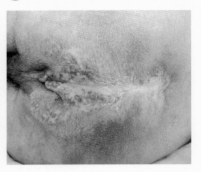

●浸軟への対応
- 排泄物を止める：常に便が出ている状態であり、下剤の内容、投与量の調整が必要であった。下剤量を減らし、夜間はアナルプラグの併用を行った。肛門が弛緩していることと家族の介護状況を考え、浣腸での管理は断念した。
- 排泄物を集めて回収する：中断している自己導尿の再開とセルフケア方法の検討が必要であった。手指のしびれのため、カテーテルの把持、導尿時の体位に工夫が必要であった。カテーテルはあえて固めのものを選択した。すべてを導尿でまかなうのは継続することが難しいため、1日2回は必ず実施するなど導尿回数については柔軟に対応した。自宅トイレは、

一般家庭のトイレで車椅子仕様になっていないため、居室で行うことを想定し、清掃可能な椅子で、座面の広さと背もたれの傾斜を考慮して選択した
- 創部を被覆する：創傷管理と同時に周囲皮膚の洗浄と被覆を行った。創傷は浸軟が問題となって発生したものと考えられたため、ハイドロファイバー®を使用してフィルム材で被覆した。フィルム材は透過性の高いものを使用し、貼付範囲を広く取ることで汚染を回避すると同時に、座位姿勢による局所摩擦に配慮した

●創部の治癒と浸軟の改善が認められ、自宅療養可能と判断し退院となった

〈参考文献〉
1. 宮地良樹 編：まるわかり創傷治療のキホン. 南山堂, 東京, 2014.
2. 日本褥瘡学会 編：在宅褥瘡予防・治療ガイドブック第3版. 照林社, 東京, 2015.
3. 日本褥瘡学会 編：褥瘡ガイドブック 第2版. 照林社, 東京, 2015.

痩せ型で骨突出が著明な場合

野村好美

● POINT ●

- 骨突出が著明な部位では、周辺の軟部組織の量が少なく、荷重が骨突出部に集中する
- 骨突出部は、ドレッシング材の固定が難しく、また剥がれやすいため、伸縮性や柔軟性があるものを選択する
- 骨突出部に荷重（圧）が集中しないように注意する
- 骨の突出の程度と部位に合わせて材料を選択し、固定方法を工夫し剥離を予防する

まず知りたい！ 骨突出が著明な状態とは？

● 体の中で生理的・解剖学的に骨が突出している部位は骨突出部と称され、褥瘡の好発部位になっています。ここでは、褥瘡の予防・治療ケアを考慮するうえで、病的骨突出に注目します。病的骨突出は、「骨折や骨疾患による骨の変形のため著明な骨突出を示す場合」と「生理的・解剖学的骨突出部周辺の軟部組織や筋肉の量が、何らかの原因で減少し相対的に解剖学的骨突出が目立っている状態」の2つの型に分けられます[1]。大浦の調査によると、褥瘡を有する高齢者のうち85％に軽度以上の骨突出が認められるという報告があります[2]

● 病的骨突出の原因は多様ですが、長時間の臥床により筋肉組織が廃用性萎縮となって筋肉量が減少し、それに加えて老衰の影響と栄養状態の低下が骨突出部周辺の軟部組織の全体量を減少させたものと推定されます。このような状態になると、仰臥位になったときには仙骨に最も著明に、次いで胸椎背部突出部、肩甲骨部に荷重が集中します[1]

● 病的骨突出とは、仙骨の場合、その骨の頂点が両殿部の高さと同じか、または突出している状態を示します[3]。周辺の軟部組織の量が少なく、骨突出部に対して相対的に高さが低くなるため、荷重が分散されず

骨突出部に集中します[1]。骨突出部の皮膚は緊張が高いため薄く脆弱な状態です。そのうえ周囲より突出しているため、外力（圧やずれ力）にさらされやすいという特徴があります

● 深い褥瘡となり骨に至る場合は骨壊死を起こす場合もあり、さらに周辺組織が牽引されてポケット形成が起きやすく、難治性になりやすい[1]ことも特徴の一つです。特に、急激な体重減少で骨突出となった場合は、周囲の皮膚にたるみがあり、それが引っ張られることでずれ力が内部組織まで大きく働くと考えられます。高齢者の場合は、皮膚の内部組織の結合も弱いため、深部までダメージが及びポケットを形成しやすい状態になります

● これらから、骨突出部の特徴として、「褥瘡が発生しやすいこと」「周囲の組織がもろいため深い褥瘡となりやすいこと」「治癒しにくいこと」が挙げられます。よって、長期臥床で痩せ型の人には褥瘡の予防ケアが最も重要であり、万が一発生した場合には早期に適切な治療ケアを実施することが大切です

何を選択する？ ドレッシング材の選択と取り扱いのポイント

ドレッシング材の選択

　骨突出が著明な場合、固い素材のものや初期粘着力の弱い平面型ドレッシング材では、骨の弯曲に沿わず浮いてしまうことがあります。そのため、その部位に なじむように伸縮性や柔軟性のあるものを選択します。痩せ型で骨突出が著明な場合のドレッシング材選択の例を**表1**に示します。

　また、骨が突出した部位は、圧が高くなるため体圧を分散する必要があります。厚みのあるドレッシング材を骨突出 部に限局して貼ると、周囲の皮膚との高さにさらに差ができ荷重が集中してしまいます。よって、骨突出部周囲の広い範囲を覆うように貼付します。必要時は、緩衝作用のあるレストン™（**症例1、2**参照）やケアシート（**図1**）を利用することも考慮します。

表1　痩せ型で骨突出が著明な場合のドレッシング材選択の例

保険償還	使用材料	商品名	特徴
真皮に至る創傷	ポリウレタンフォーム/ソフトシリコン	●メピレックス®ボーダー ライト	・粘着面がソフトシリコンで創に密着する ・剥離刺激が少なく皮膚損傷や痛みが少ない
	ポリウレタンフォーム	●ハイドロサイト®薄型	・薄く柔軟で伸縮性が高く骨突出部に追従する
	ハイドロコロイドドレッシング	●バイオヘッシブ®Ag・ライト	・創傷からの滲出液を吸収保持し、湿潤環境を保つ ・スルファジアジン銀を含み、菌に対して抗菌効果を示して衛生環境の向上を図る ・辺縁部周囲が薄くなっているベベルドエッジ構造
皮下組織に至る創傷	ポリウレタンフォーム/ソフトシリコン	●メピレックス®ボーダーフレックス ●ハイドロサイト®ADジェントル ●バイアテン®シリコーン＋	・粘着面がソフトシリコンで創に密着する ・剥離刺激が少なく皮膚損傷や痛みが少ない ・仙骨部用や踵用の形状もある
	ポリウレタンフォーム	●ハイドロサイト®ADプラス	・アクリル系粘着剤を使用しているため凸凹のある部分でも固定することが可能 ・大転子や肩甲骨なども保護が可能（ただし、粘着力が高く剥離刺激が強いため、仙骨や尾骨など湿潤状態で摩擦やずれ力がかかりやすい部位への使用には注意が必要）
	ハイドロコロイドドレッシング	●デュオアクティブ®CGF ●バイオヘッシブ®Ag ●コムフィール プラス	・適度な湿潤環境をつくり、水や細菌の侵入を防ぐ ・滲出液を吸収してもゲルが溶けて創に残ることはない ・滲出液の多い創には不向き ・伸縮性や柔軟性が乏しく初期粘着力もそれほど高くないため、骨突出が強い部位の曲面には密着しにくい[4] ・使用する場合はカット方法を工夫する
保険適用外		●デルマエイド® ●メロリン® ●エスアイエイド®	・保険償還のない非固着性ドレッシング材 ・二次ドレッシング材として使用

134 Part2　[症例で理解]　ドレッシング材・外用薬　選択・使用・評価のポイント

図1 ケアシート使用例

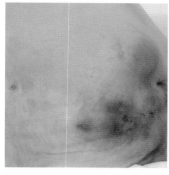 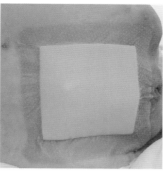 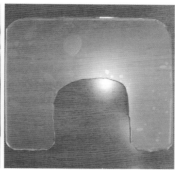 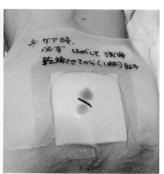

ドレッシング材の形に合わせてケアシートをカットし、周囲の皮膚とドレッシング材の高さに差がないように保護した

症例❶ 円背で脊椎に褥瘡を繰り返す患者

● 60歳代、男性。日本脳炎の既往あり。介護認定は要介護4で、往診、訪問看護、訪問入浴で在宅療養中であったが、1か月ほど前より食欲不振があった。肝機能障害の診断で入院となった。

● 円背、拘縮による骨突出があり、褥瘡発生を繰り返し、色素沈着している状態であった。

● 創面には多層性シリコンフォームドレッシングを使用し、脊椎を挟み込むようにレストン™を貼付した。

脊椎の褥瘡

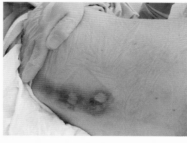 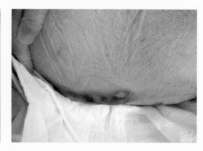

創面に多層性シリコンフォームドレッシングを使用

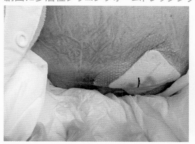 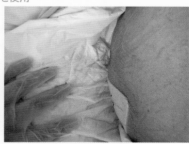

脊椎を挟み込むようにレストン™を貼付

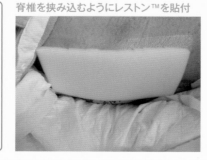

POINT
● 脊椎は骨突出部に沿って圧迫摩擦が加わりやすいため、褥瘡が治りにくく再発しやすい
● 褥瘡を繰り返す部位は色素沈着となり、脆弱な皮膚になる
● 多層性シリコンフォームドレッシングはドレッシング内部でずれ力を逃してくれるためずれが伝わりにくくなる[5]ことから、骨突出部の使用に適している

ドレッシング材使用時のポイント

ドレッシング材を使用する際に最も避けたいのは、貼付したドレッシング材が剥がれて、創やその周囲皮膚にダメージを与えてしまうことです。ドレッシング材の剥離には、骨突出の程度、可動性の低下、摩擦とずれが影響している[4]との報告があります。骨突出部は摩擦やずれの影響を受けやすいため、通常よりドレッシング材が剥がれやすくなります。しかし、粘着力が強いものを選択すると剥離刺激が強く、菲薄な皮膚を損傷することもあります。また、辺縁に段差のある

ドレッシング材は、ずれの方向に角があると剥がれやすい[4]ため貼り方に注意し、テーパーエッジになっている材料を選択することも考慮します。特に、仙骨部や尾骨部のようにおむつ内の湿潤やベッドの背上げなどでずれやすい場所は剥がれやすく、滲出液を吸った部分が浮いてよれてしまうことがあります。本来、二次ドレッシングを必要としないものでも、便や尿の潜り込みによる汚染の予防や、辺縁の段差を解消するためにポリウレタンフィルムなどで固定することもあります（殿部などが汚染されている場合は、Part2「殿部などが汚染されている場合」〈p.125〉参照）。万が一、貼付したド

レッシング材がずれて剥がれてしまったときは、ポジショニングや日常生活行動からその要因をしっかり見きわめ、改善することが重要です。

外用薬（軟膏）を使用する際は、目の粗いガーゼを厚く重ねて使用することはなるべく避け、表面の滑らかな二次ドレッシング材（デルマエイド®、メロリン®、エスアイエイド®など）を使用することを勧めます。尾骨・仙骨など、排泄物の汚染で二次ドレッシングでの固定が難しい場合には、トレックス®ガーゼ（非固着性シリコーンガーゼ）やおむつを直接あてることも考慮します。大転子部や踵など丸みのある部位は、母乳パッドで覆

症例❷

- 70歳代、男性、下顎腫瘍で入院中。日常生活自立度C2。入院時より仙骨に褥瘡あり
- 感染性の水様便が頻繁に排泄されることにより褥瘡が悪化
- その後水様便は改善したが、創部を中心に殿部の痛みを訴え、ポジショニングが定まらない
- 軟膏処置し当てガーゼをした後、骨突出部周囲にレストン™を使用することで痛みが軽減し、安楽に過ごせた

仙骨部の褥瘡

軟膏処置し、当てガーゼをした後に骨突出部周囲にレストン™を使用

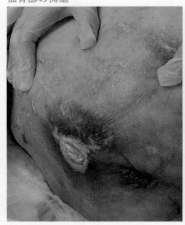
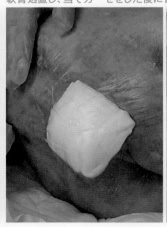
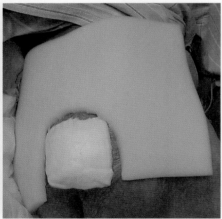

POINT
- レストン™を用いる際は、殿部を広く覆う大きさにカットし、中央をUの字に切り抜いて創に当たらないように貼付した
- 骨突出部に荷重が集中しないように考慮する

い、テープや包帯で固定するという工夫もできます。

　ドレッシング材を剥がす際は、皮膚を押さえるようにして、ゆっくりとやさしく、辺縁から中央（創）部に向かって剥がしていきます。粘着が強い場合は、剥離剤を使用することを勧めます。剥離剤がない場合は、温湯で湿らせながらゆっくり剥離します。

〈引用文献〉
1. 大浦武彦：わかりやすい 褥瘡予防・治療ガイド 褥瘡になりやすい人, なりにくい人. 照林社, 東京, 2001：22-34.
2. 大浦武彦：高齢者における褥瘡危険要因. 褥瘡会誌 2002；4(3)：397-405.
3. 日本褥瘡学会編：在宅褥瘡予防・治療ガイドブック 第3版. 照林社, 東京, 2015：43.
4. 山本由利子, 小林和世, 沼田美幸, 他：仙骨・尾骨部の褥瘡に密着するハイドロコロイドドレッシング材の貼付に関する工夫について. 褥瘡会誌 2002；4(1)：70-79.
5. 吉村美音, 大浦紀彦：ドレッシングを上手に活用しよう！

こうしてます 周術期の褥瘡予防と対策. OPE nursing 2019；34(8)：55-58.

〈参考文献〉
1. 大浦武彦, 菅原啓, 花房志郎ほか：病的骨突出と褥瘡 —軟部組織萎縮による—. 形成外科 2000；43(2)：111-123.
2. 日本褥瘡学会編：褥瘡ガイドブック 第2版. 照林社, 東京, 2015.
3. 医療・看護スグレモノ探検隊 第1回 レストンの底力. 月刊ナーシング 1998；18(3)：84-89.

COLUMN③　医療関連機器圧迫創傷（MDRPU）（その2）——MDRPUの発生要因とアプローチ

　MDRPUは医療関連機器による圧迫が原因で生じます。その要因としては、「機器自体による要因」と「個体がもつ要因」、さらには「ケア行為そのものが要因になる場合」が挙げられます。そのことは、MDRPUについて機器要因、個体要因、ケア要因の3つが関連して発生しているという概念図に現れています（**図1**）。それぞれの要因を簡単に説明したのが**表1**です。

図1　MDRPU発生の15の危険因子の関連概念図

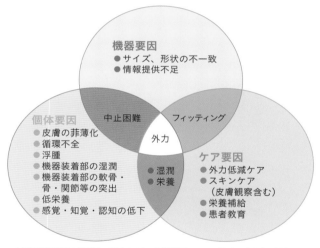

MDRPUのリスク判断は、図中の15の危険因子について「あり、なし」で判定する

文献1より引用

表1　MDRPUの発生要因の概略

機器要因	サイズ, 形状の不一致	年齢・体格に適合したサイズ
	情報提供不足	適正な使用方法、禁忌、管理方法などが的確に提供されていない
個体要因	皮膚の菲薄化	軽微な外力で表皮または真皮が損傷を受けやすい
	循環不全	心臓から各臓器への十分な血流が供給されない
	浮腫	間質に組織間液が過剰に貯留している
	機器装着部の湿潤	機器装着部局所の水分増加
	機器装着部の軟骨・骨・関節等の突出	装着部に圧をかける軟骨・骨・関節等の出っ張り
	低栄養	栄養摂取が必要量以下
	感覚・知覚・認知の低下	装着部近傍の皮膚の痛覚、触覚・温冷覚が低下
ケア要因	外力低減ケア	機器装着により皮膚・下床の組織に加わる外力低減のためのケア
	スキンケア	皮膚の生理機能を良好にするケア
	栄養補給	低栄養改善のための適切な栄養摂取
	患者教育	患者・家族の協力が必要な事項を医療者に教育すること

文献2より引用

　これらの発生要因に応じて、予防と管理の流れはフローチャートで示されていて、「装着前に行うこと」「装着後に行うこと」が明確になっています。それぞれの医療関連機器において、このフローチャートをもとにしたアプローチを行うことが推奨されています。詳しくは、日本褥瘡学会編『ベストプラクティス 医療関連機器圧迫創傷の予防と管理』を参照ください。

　なお、MDRPUは、平成30年度診療報酬改定において、褥瘡ハイリスク患者ケア加算の対象患者の項目の中に「皮膚に密着させる医療関連機器の長期かつ持続的な使用が必要であるもの」として加わりました。装着期間の目安は「1週間以上」とされています。

（文責・照林社編集部）

引用文献
1. 日本褥瘡学会編：ベストプラクティス 医療関連機器圧迫創傷の予防と管理. 照林社, 東京, 2016：16.
2. 日本褥瘡学会編：ベストプラクティス 医療関連機器圧迫創傷の予防と管理. 照林社, 東京, 2016：16-18.

多発褥瘡の場合

石井光子

●POINT●

- 多発褥瘡を有する患者のケアは、処置にかかるトータルコストを考えた方法を検討する
- 統一したケア、ポジショニングなどが行えるよう、スタッフ間での情報共有を確実に行っていく
- 患者の苦痛緩和に努める
- 多職種で連携し、全身状態改善を同時に行っていく

POINT 1　多発褥瘡の処置方法には多角的検討が必要

　多発褥瘡患者の褥瘡処置を行うには、洗浄を行うだけでも時間を要します。そのため、褥瘡の創部の状態に応じて交換頻度、使用するドレッシング材や外用薬の種類を選択する必要があります。患者やスタッフが継続して処置を行えるように、1日に何度も交換するなどの負担がかからない方法を検討しましょう。

　また、物品のコストを考え、交換頻度の高い時期にはドレッシング材ではなく外用薬と非固着性ドレッシング材（一般医療機器、**図1**）の使用を検討します。

　処置にかかわるスタッフが統一してケアできるような簡便な方法や、処置方法の伝達がスムーズにいくような工夫が必要です。写真などをうまく活用し、病棟

図1　非固着性ドレッシング材の例

■モイスキンパッド
（白十字株式会社）

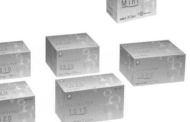

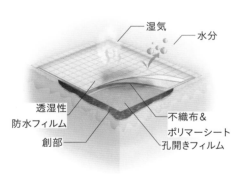

湿気　水分
透湿性防水フィルム
創部
不織布＆ポリマーシート
孔開きフィルム

- 滲出液を適度に吸収し、創部を保護
- 創部に固着しにくい構造
- 創の状態に合わせて外用薬との併用が可能＊
- 外部からの水分や汚物の浸入を防ぎ、蒸れにくい透湿性防水フィルム

＊ すべての外用薬が対象ではありません。お確かめの上ご使用ください。

ごとに共有しやすい方法を検討していきましょう。

連日の処置が長時間に及ぶことで、患者の疲労や苦痛が増強し、継続する意欲が低下していく可能性があります。そのためにも、簡便で手際よく処置をする必要があります。処置時の痛みによる苦痛緩和のために、必要であれば鎮痛薬の使用を検討します。ドレッシング材を使用している場合は、シリコーンドレッシング材を選択します。また、ガーゼなどの二次ドレッシングが必要な場合は、剥離刺激が最小限になるよう、皮膚被膜剤の使用や剥離刺激の少ないテープ（**図2**）を選択します。

図2　剥離刺激の少ないテープで固定

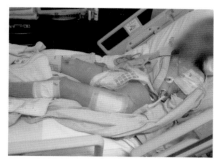
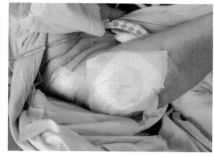
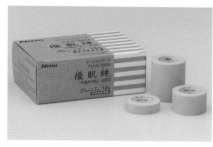

軟膏塗布後にモイスキンパッドを優肌絆®で額縁貼りにして固定することで、剥離刺激を回避でき二次損傷予防になる

POINT 2　褥瘡治癒のための環境を整える

多発褥瘡ができる患者はADLが低く、栄養状態が悪く、るい痩のある場合が多いです。現在ある褥瘡の悪化防止、および他の部位に新たに褥瘡を発生させない

ような環境を提供する必要があります。自力体位変換ができない場合はエアマットレスを使用し、ベッド上や車椅子使用時のポジショニング方法も検討し、統一

したケアが提供されるように工夫が必要です。

POINT 3　多職種連携により、全身状態の改善を行う

入院時からNSTやリハビリテーション科の介入を行います。また、感染がある場合には感染制御部と連携し、褥瘡治

癒のために全身の状態を改善していく必要があります。

褥瘡発生に至った経緯を把握し、今後

の療養場所を含め、本人・家族の希望に合わせた治療方針の決定を多職種で行う必要があります。

- 89歳、独居の女性。9日間、自宅のトイレでうつ伏せに倒れていたところを妹が発見し救急要請した

- 意識障害、脱水、低栄養、褥瘡感染にて入院となった

- Alb（BCP法）2.0g/dL、CRP6.98mg/dL、WBC7.63×10³/μL、Hb13.1g/dL

- 入院後、すぐに末梢静脈ルートからの補液と経管栄養を開始した。その後はNST介入のもと、栄養剤の調整を行った。脱水の改善に伴って意識障害も改善した（GCSはE4V1M5→E4V4M6）

- ピペラシリン/タゾバクタム4.5g投与したところ、1週間後にはCRP1.5mg/dL、WBC5.79×10³/μLに低下した

- 入院時、全身に10か所以上の褥瘡があった。すべての褥瘡の評価はDDTI-e1s8l3g0N6p0：18点であった

- 硬い黒色壊死組織が付着していた

- 毎日、ゲーベン®クリーム塗布、モイスキンパッド貼付し、優肌絆®額縁貼りで固定した

- 1週間後に外科的デブリードマンを施行。顔以外の部分はNPWT療法を3週間行い、創の収縮がみられ転院となった

- 毎日、ベッド上での処置を実施し、2〜3回/週はシャワー浴での洗浄を行った

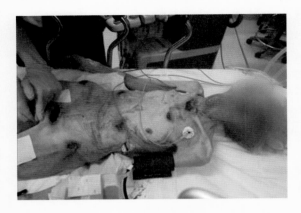

- 入院後からのリハビリテーション科の介入（PT、ST）によって座位保持可能まで回復した

- ADLは自力体位変換が可能なまでには改善しなかったため、入院時からエアマットレスを使用していた

- 処置時に痛みの訴えがあり、「もう死にたい」という発言が聞かれたため、処置前には鎮痛薬を内服し、短時間で処置が終わるように準備を行った

デブリードマン後

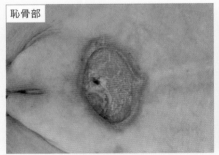

恥骨部

D4-e3s8i0G4N3p0：18点

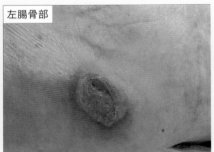

左腸骨部

D3-e3s6i0G4N3p0：16点

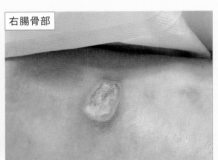

右腸骨部

D3-e3s6i0G4N3p0：16点

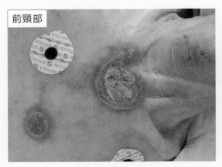

前頸部

D4-e3s8i0G4N3p0：18点

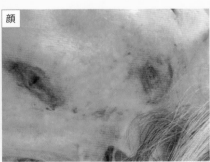

顔

D3-e1s6i0G5N3p0：15点

- 87歳、独居の男性。自宅で仰向けに倒れていたため、部下が救急要請した

- 最近転びやすくなっていた

- 肺炎疑いで入院となった

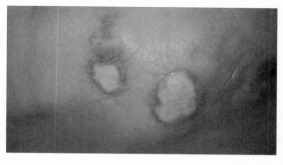

①
入院時脊柱に褥瘡を認めた
d2-e1s6i0g0n0p0：7点

- Alb(BCP法)2.9g/dL、CRP19.08mg/dL、WBC10.32×10³/μL、Hb15.7g/dL

- GCSはE4V2-3M6。脳の萎縮がひどく、高度の認知症と診断された

- 脊柱に2か所の褥瘡を認めた(①)。褥瘡部はモイスキンパッド＋ポリウレタンフィルムを貼付し、毎日洗浄後に交換を実施した。その後、滲出液の減少がみられたため、デュオアクティブ®ETを貼付し、ずれ予防の目的でポリウレタンフィルムにて固定を2回/週交換を実施した

- 認知症で指示動作が不可能であり、処置時に同じ姿勢でいられる時間が短時間であったことから、交換頻度を下げるためにドレッシング材を使用した

- 食事摂取量にばらつきがみられるため、NST介入により経鼻胃管チューブからの栄養剤投与が開始された。胃管チューブの自己抜去が繰り返し行われるため、両手ミトンと両上肢の抑制が必要な状況となった

- 昼夜逆転にならないよう、日中は車椅子の使用時間を長くする必要があった。しかし、両上肢抑制をしているため、体が前方へずれてしまい、尾骨部だけでなく、褥瘡のある脊柱にも体圧がかかる状況になった。褥瘡部の改善と悪化を繰り返している原因と考えられた

- そこで、PTとも相談し、車椅子使用時は両腋窩に枕を入れ、体がずれないよう工夫した(②)。それを写真に撮り、他のスタッフも同じケアができるように共有した

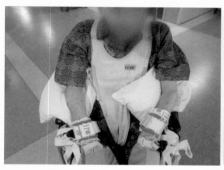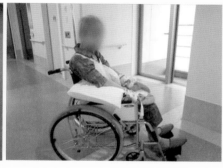

②
両腋窩に枕を入れ、空間ができないようにすることで体勢を保持できるようになった

- ベッド上では体幹抑制をするため、それが脊柱にぶつからないようにタオルで保護を行った。ベッドはエアマットレスを使用し、車椅子にはウレタンフォーム材のクッションの使用を徹底した

- 1か月後、完全に上皮化し、再発することはなかった(③)

入院から1か月後に上皮化を認めた

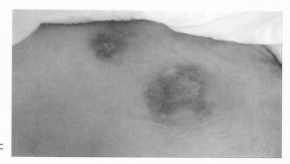

- 33歳、男性。HIV脳症によって自宅で倒れていたところを発見され、救急要請した
- HIVに対するコンプライアンスが悪く、内服管理ができていなかった

- Alb（BCP法）4.6g/dL、CRP1.50mg/dL、WBC8.63×10³/μL、Hb15.9g/dL
- GCSはE4V3M4。意識障害にて入院となった。構音障害あり
- 入院後に38℃台の発熱があり、セフトリアキソン2g投与が開始となった
- 後頭部（①）、仙骨部（②）に褥瘡を認め、褥瘡回診チームが介入を開始した

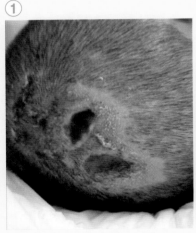

後頭部の褥瘡。入院時、黒色壊死を認めた
上側：DU-e1s6i0G6N6p0：19点
下側：DU-e1s6i0G6N6p0：19点

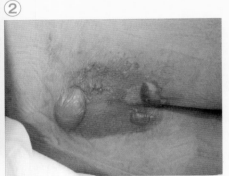

仙骨部の褥瘡。入院時、DTI所見を認めた
DDTI-e3S10i0g0n0p0：13点

- 後頭部の壊死組織を自己融解させるためデュオアクティブ®を貼付し、2回/週交換を行った
- 1週間後デブリードマンを実施し、壊死組織が取れた状況になった（③）。

- 交換のたびに髪の毛が引っ張られることが本人の苦痛につながるため、剥離刺激の少ないシリコーン粘着性のハイドロサイト®ADジェントルへ変更。入院から6週間後に上皮化を認めた（④）
- 後頭部に硬い枕が当たらないようバスタオルを薄く敷き、エアマットレスを使用した

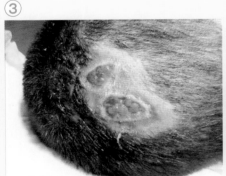

1週間後、デブリードマンを実施
上側：D3-e1s6i0G5n0p0：12点
下側：D3-e1s6i0G5n0p0：12点

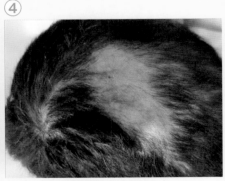

入院から6週間後に上皮化を認めた

（次頁につづく）

- 仙骨部は滲出液が多かったことから、モイスキンパッド＋ポリウレタンフィルムで連日交換を行った

- 壊死組織を除去すると仙骨までの深さの褥瘡であった(⑤)

- 適宜デブリードマンをしながら処置を継続していくと、足側にポケットができ始めた(⑥)。離床が進み、座位時間が長くなったためと考えられた

- PT介入のもと、ポジショニング方法の統一や、プッシュアップの練習を行った。また、車椅子クッションをウレタンフォーム材からエアセル式のものへ変更した

- NPWTを4週間行い、ポケットがほぼなくなった状態で転院となった(⑦)

⑤

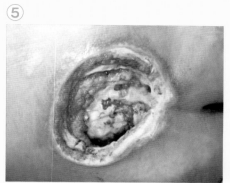

入院1週間後にデブリードマンを実施すると排膿がみられ、骨までの損傷であった

D5-E6s9I3G6N3p0：27点

⑥

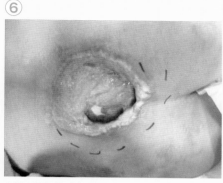

入院3週間後に壊死組織はほぼなくなったが、ポケットができた

D4-e3S15i0g3N3P12：36点

⑦

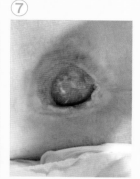

入院1か月後からNPWTを開始し、4週間後にはポケットが消失した

D3-e3s8i0g1n0p0：12点

- ST、NST介入のもと、経口摂取量の兼ね合いをみながら補助食品の追加なども行った

- NPWTの交換時に痛みを訴えたため、鎮痛薬の使用や交換30分前には電源を切り、シャワーでじっくりと濡らしながら剥がすなどの工夫を行った

〈参考文献〉
1. 松井優子, 松本勝：摩擦・ずれを防ぐ有効なポジショニングとスモールチェンジ法. 真田弘美, 市岡滋, 溝上祐子編著, 進化を続ける！褥瘡・創傷 治療・ケア アップデート. 照林社, 東京, 2016：38-44.
2. 間宮直子：剥離刺激による痛みの緩和を考慮した褥瘡ケア. 田中秀子監修, 事例でわかる皮膚・排泄ケア. 日本看護協会出版会, 東京, 2010：50-61.

● ドレッシング材

分類	製品名	メーカー名	ホームページ
アルギン酸塩	アルゴダーム トリオニック	スミス・アンド・ネフュー株式会社	https://www.smith-nephew.com/japan/
	カルトスタット®	コンバテック ジャパン株式会社	https://www.convatec.co.jp/
親水性ファイバー	アクアセル® Ag アドバンテージ	コンバテック ジャパン株式会社	https://www.convatec.co.jp/
	アクアセル® Ag Extra	コンバテック ジャパン株式会社	https://www.convatec.co.jp/
	アクアセル® Ag フォーム	コンバテック ジャパン株式会社	https://www.convatec.co.jp/
ハイドロコロイド	デュオアクティブ®CGF	コンバテック ジャパン株式会社	https://www.convatec.co.jp/
	バイオヘッシブ® Ag	アルケア株式会社	https://www.alcare.co.jp/
	バイオヘッシブ® Ag・ライト	アルケア株式会社	https://www.alcare.co.jp/
	メピレックス®ボーダー Ag	メンリッケヘルスケア株式会社	https://www.molnlycke.jp/
	レプリケア®ET	スミス・アンド・ネフュー株式会社	https://www.smith-nephew.com/japan/
ハイドロジェル	イントラサイト ジェル システム	スミス・アンド・ネフュー株式会社	https://www.smith-nephew.com/japan/
	グラニュゲル®	コンバテック ジャパン株式会社	https://www.convatec.co.jp/
	プロントザン	ビー・ブラウンエースクラップ株式会社	https://www.bbraun.jp/ja.html
ポリウレタンフォーム	3M™ テガダーム™ シリコーン フォーム ドレッシング	スリーエム ジャパン株式会社	https://www.3mcompany.jp/3M/ja_JP/company-jp/
	バイアテン®シリコーン＋	コロプラスト株式会社	https://www.coloplast.co.jp/
	ハイドロサイト® AD ジェントル	スミス・アンド・ネフュー株式会社	https://www.smith-nephew.com/japan/
	ハイドロサイト® AD プラス	スミス・アンド・ネフュー株式会社	https://www.smith-nephew.com/japan/
	ハイドロサイト®ジェントル銀	スミス・アンド・ネフュー株式会社	https://www.smith-nephew.com/japan/
	ハイドロサイト®プラス	スミス・アンド・ネフュー株式会社	https://www.smith-nephew.com/japan/
	メピレックス® Ag	メンリッケヘルスケア株式会社	https://www.molnlycke.jp/
	メピレックス®ボーダー フレックス	メンリッケヘルスケア株式会社	https://www.molnlycke.jp/
非固着性ドレッシング材（保険償還なし）	デルマエイド®	アルケア株式会社	https://www.alcare.co.jp/
	メロリン®	スミス・アンド・ネフュー株式会社	https://www.smith-nephew.com/japan/
	モイスキンパッド	白十字株式会社	https://www.hakujuji.co.jp/
シリコーン粘着性ドレッシング材（保険償還なし）	アレビン®ライフ	スミス・アンド・ネフュー株式会社	https://www.smith-nephew.com/japan/
	エスアイエイド®	アルケア株式会社	https://www.alcare.co.jp/
	ハイドロ ジェントルエイド®	スミス・アンド・ネフュー株式会社	https://www.smith-nephew.com/japan/
	ふぉーむらいと	コンバテック ジャパン株式会社	https://www.convatec.co.jp/
	メピレックス®トランスファー	メンリッケヘルスケア株式会社	https://www.molnlycke.jp/
	メピレックス®ボーダー プロテクト	メンリッケヘルスケア株式会社	https://www.molnlycke.jp/

● 外用薬

分類	製品名	メーカー名	ホームページ
アルプロスタジル アルファデクス	プロスタンディン®軟膏 0.003%	小野薬品工業株式会社	https://www.ono.co.jp/
カデキソマー・ヨウ素	カデックス®軟膏 0.9%	スミス・アンド・ネフュー株式会社	https://www.smith-nephew.com/japan/
酸化亜鉛	亜鉛華軟膏	丸石製薬株式会社、他	http://www.maruishi-pharm.co.jp/
ジメチルイソプロピルアズレン	アズノール®軟膏 0.033%	日本新薬株式会社	https://www.nippon-shinyaku.co.jp/
スルファジアジン銀	ゲーベン®クリーム1％	田辺三菱製薬株式会社	https://www.mt-pharma.co.jp/
トラフェルミン	フィブラスト®スプレー 250 ／スプレー 500	科研製薬株式会社	https://www.kaken.co.jp/
トレチノイン トコフェリル	オルセノン®軟膏	サンファーマ株式会社	https://jp.sunpharma.com/
ブクラデシンナトリウム	アクトシン®軟膏3％	マルホ株式会社	https://www.maruho.co.jp/
ブロメライン	ブロメライン軟膏5万単位／g	ジェイドルフ製薬株式会社	http://www.j-dolph.co.jp/
ポビドンヨード・シュガー	ユーパスタコーワ軟膏	興和株式会社	https://www.kowa.co.jp/
ヨウ素	ヨードコート®軟膏 0.9%	帝國製薬株式会社	https://www.teikoku.co.jp/

●スキンケアに役立つその他の用品

分類	製品名	メーカー名	ホームページ
皮膚保護剤	3M™ キャビロン ™ ポリマーコーティングクリーム	スリーエム ジャパン株式会社	https://www.3mcompany.jp/3M/ja_JP/company-jp/
	セキューラ®PO	スミス・アンド・ネフュー株式会社	https://www.smith-nephew.com/japan/
	ソフティ　保護オイル	花王プロフェッショナル・サービス株式会社	https://pro.kao.com/jp/
	リモイス®バリア	アルケア株式会社	https://www.alcare.co.jp/
皮膚被膜剤	3M™ キャビロン ™ 非アルコール性皮膜	スリーエム ジャパン株式会社	https://www.3mcompany.jp/3M/ja_JP/company-jp/
	セキューラ®ノンアルコール 被膜	スミス・アンド・ネフュー株式会社	https://www.smith-nephew.com/japan/
	リモイス®コート	アルケア株式会社	https://www.alcare.co.jp/
シリコーンテープ	3M™ マイクロポア ™ S やさしくはがせるシリコーンテープ	スリーエムジャパン株式会社	https://www.3mcompany.jp/3M/ja_JP/company-jp/
低刺激フィルムテープ	スキナゲート ™	ニチバン株式会社	https://www.nichiban.co.jp/
フィルムドレッシング	オプサイト®ジェントルロール	スミス・アンド・ネフュー株式会社	https://www.smith-nephew.com/japan/
	エアウォール®ふ・わ・り	スキニックス®	https://www.skinix.jp/
	優肌パーミロール®HS	株式会社ニトムズ	https://www.nitoms.com/
不織布テープ	優肌絆®	株式会社ニトムズ	https://www.nitoms.com/
高すべり性スキンケアパッド	リモイス®パッド	アルケア株式会社	https://www.alcare.co.jp/
失禁用パッド	アテント S ケア軟便安心パッド	大王製紙株式会社	https://www.elleair.jp/attento/
	アテント S ケア前側吸収おしりさらさらパッド	大王製紙株式会社	https://www.elleair.jp/attento/
	ネピアテンダー パッド 大判おまかせ 1200 水様便にも	王子ネピア株式会社	https://www.nepia.co.jp/
	ネピアテンダーうららか日和 使い方いろいろ 両面吸収パッド	王子ネピア株式会社	https://www.nepia.co.jp/
	ネピアテンダーなんでもパッド	王子ネピア株式会社	https://www.nepia.co.jp/
ポリエステル繊維綿	ニュースキンクリーンコットン	株式会社ベーテル・プラス	https://batelplus.jp/

●その他の機器など

分類	製品名	メーカー名	ホームページ
バイオフィルム検出ツール	バイオフィルム検出ツール	サラヤ株式会社	https://www.saraya.com/
陰圧閉鎖療法に用いる専用機器	ACTIV.A.C®型陰圧維持管理装置	ケーシーアイ株式会社	https://www.kcij.com/
	INFOV.A.C®型陰圧維持管理装置	ケーシーアイ株式会社	https://www.kcij.com/
	PICO®7 創傷治療システム	スミス・アンド・ネフュー株式会社	https://www.smith-nephew.com/japan/
	RENASYS®EZ MAX 陰圧維持管理装置	スミス・アンド・ネフュー株式会社	https://www.smith-nephew.com/japan/
	RENASYS®GO 陰圧維持管理装置	スミス・アンド・ネフュー株式会社	https://www.smith-nephew.com/japan/
	RENASYS®TOUCH 陰圧維持管理装置	スミス・アンド・ネフュー株式会社	https://www.smith-nephew.com/japan/
	SNAP®陰圧閉鎖療法システム	ケーシーアイ株式会社	https://www.kcij.com/
	V.A.CULTA®型陰圧維持管理装置	ケーシーアイ株式会社	https://www.kcij.com/
肛門用プラグ	ペリスティーン®アナルプラグ	コロプラスト株式会社	https://www.coloplast.co.jp/
陰茎装着型収尿器	コンビーン®オプティマ	コロプラスト株式会社	https://www.coloplast.co.jp/
便失禁管理システム	フレキシ シール®SIGNAL	コンバテック ジャパン株式会社	https://www.convatec.co.jp/
便失禁ケアシステム	バード®ディグニシールド®	株式会社メディコン	https://www.crbard.jp/

索　引

製品名索引
商標登録マークは省略

ドレッシング材

外用薬

スキンケア用品、他

その他機器等

褥瘡・創傷のドレッシング材・外用薬の選び方と使い方 第2版

2018年5月23日　第1版第1刷発行	編　著	溝上　祐子
2021年10月27日　第2版第1刷発行	発行者	有賀　洋文
2024年6月25日　第2版第4刷発行	発行所	株式会社　照林社
		〒112-0002
		東京都文京区小石川2丁目3-23
		電話　03-3815-4921（編集）
		03-5689-7377（営業）
		https://www.shorinsha.co.jp/
	印刷所	共同印刷株式会社

検印省略（定価はカバーに表示してあります）
ISBN978-4-7965-2538-1